U0335807

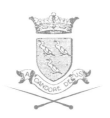

本书编委会

主　编　吴　凯　赵荣华

副主编　曾睿林　王　涵

编　委　张树嵩　庞熠超

Elena De Meyer

曹　钊

基金支持：国家社会科学基金项目"中医药文化在欧美传播的话语体系研究"（项目编号：16BXW055）
云南省教育厅科学研究基金项目"欧洲针灸之父苏烈之金针与金针流派"（项目编号：2022Y377）

SOULIÉ DE MORANT
THE FATHER OF ACUPUNCTURE IN EUROPE
&
THE TRANSMISSION OF CHINESE MEDICINE IN THE WEST

欧洲针灸之父
苏烈
与中医在西方的传播

吴　凯　赵荣华◎主编

云南人民出版社

图书在版编目（CIP）数据

欧洲针灸之父苏烈与中医在西方的传播 / 吴凯, 赵荣华主编. -- 昆明 : 云南人民出版社, 2024.3
ISBN 978-7-222-22174-1

Ⅰ.①欧… Ⅱ.①吴… ②赵… Ⅲ.①针灸疗法—文化传播 Ⅳ.①R245

中国国家版本馆CIP数据核字(2023)第204858号

责任编辑　郭木玉
　　　　　张益珲
助理编辑　巫孟连
责任校对　薄　思
装帧设计　石　斌
责任印制　代隆参

欧洲针灸之父苏烈与中医在西方的传播
吴　凯　赵荣华◎主编

出　版　云南人民出版社
发　行　云南人民出版社
社　址　昆明市环城西路609号
邮　编　650034
网　址　www.ynpph.com.cn
E-mail　ynrms@sina.com
开　本　889mm×1194mm　1/16
印　张　6.5
字　数　100千
版　次　2024年3月第1版第1次印刷
印　刷　昆明瑝煌印务有限公司
书　号　ISBN 978-7-222-22174-1
定　价　80.00元

云南人民出版社微信公众号

序 言
Preface

　　对苏烈（Soulié de Morant）的了解始于2012年夏天，那时贺霆老师从法国带来一些百年老物件，其中就有许多苏烈曾收藏的清末的护照、照片、信件和书籍等，它们引起了我的好奇。当时还在云南中医药大学中药学院的我应贺老师之邀来到了中医西传博物馆（2017年改为中医西学博物馆），参与博物馆工作的推进。空荡荡的展室，逐渐被布置成博物馆的模样。贺老师把这个博物馆当成他的一个女儿，每一件藏品都由他亲自摆放并撰写标签，好似在为女儿亲手梳妆。

　　2013年夏天，云南中医药大学中医西传博物馆正式开放，来自法国的友人们与我们一道为博物馆剪彩，也开启了我们一年一度的论坛，论坛上我们畅谈了中医针灸如何走向西方。苏烈虽被誉为"欧洲针灸之父"，但在每年的论坛话题中或被提及或被遗忘，而我对他的了解也止于海外专家的只言片语，只知道他来过云南、救过孙中山、得过诺贝尔奖提名，如此云云。博物馆中有诸多关于他的史实资料，但它们只是静静地躺在馆里供人参观，或被扫描成为电子文档，并未真正被大家仔细阅读过。

　　2014—2015年，我去英国曼彻斯特大学访学，同时也借机在英国调研中医药在当地的传播，以完成一项国家社科基金项目。每去一地，我发现当地的英国针灸师对苏烈都耳熟能详，在英国医学针灸创始人满福利（Felix

Mann）家中，满福利的太太觉得自己逝去的丈夫的遗物若能与苏烈的在同一个博物馆被展出将是何等荣幸。随后几年，我在赴美国和瑞士的研究考察中发现，苏烈的名字经常被各国针灸师提及。

2018年，曾睿林成为我的首个研究生弟子，她把苏烈作为研究选题对象后，便开始从各种故纸堆中、网络上寻找关于苏烈的信息，甚至给国外各大博物馆致信咨询。她将苏烈在中国的传奇经历和如何将针灸落地法国并在欧美传播的相关史料整理出了一条清晰路线。她还对苏烈的几件针灸器具进行研究并写为硕士学位论文。平时作为博物馆讲解员的她也和我一起整理了本书的初稿。

2020年之后，受疫情影响，中医西学博物馆未能得到有效管理，馆内部分展柜中出现了衣鱼，展柜中的书籍、信件和照片受到了轻微损坏。旋即咨询省博物馆专家，当时作为云南省文物鉴定专家委员会主任的陈浩研究员亲自率队来为我们提供保护建议，并为我们鉴定出6件宝贝，此6件宝贝均为苏烈藏品，具有重要的历史和文化交流价值。

随着中医西学博物馆的知名度进一步提升，有学者登馆查阅资料，有媒体主动上门宣传，有世界各地的游客慕名前来参观。外界对我们的好奇不断，我们也觉得需要把我们对中医西学博物馆的研究成果呈现给社会。为此，我们曾拍过宣传视频并获奖、到欧洲进行演讲、培训了博物馆讲解团队，也将展览介绍到了省外。

"一带一路"研究专家赵荣华教授对我们的工作非常认可，并大力支持本书出版。文稿的撰写和校对主要由我、曾睿林、王涵、张树嵩、庞熠超和曹钊共同完成，比利时籍留学生麦丽娜（Elena De Meyer）负责法文和英文的部分翻译和修订，同时法国针灸医师科学协会（ASMAF）前任主席老巴（Patrick Sautreuil）、瑞士日内瓦罗曼针灸医生协会（AGMAR）会长小石（Marc Petitpierre）对本书提出了宝贵的修改意见。在此，对为本书辛勤付出的他们表示感谢。同时，还要感谢云南中医药大学中医西学研究所的广大师生和昆明市博物馆的相关同人对我们的关心和帮助。

　　本书作为一次出版尝试，凝聚了大家的心血和期待，但也难免存在不足之处，望各位读者不吝赐教。

吴凯

癸卯年九月于颐明园

　　［特别说明：书中所用图片除特别标注外皆来源于云南中医药大学中医西学博物馆。在此，要特别感谢博物馆苏烈藏品的诸多海外捐赠者和机构，尤其是苏烈的外孙女Ariel Briens、苏烈之孙Francis Soulié de Morant、法国针灸医师科学协会（ASMAF）等。］

欧洲针灸之父——苏烈
The Father of Acupuncture in Europe— Soulié

苏烈（George Soulié de Morant, 1878—1955）是一位在欧美针灸界家喻户晓的人物，被誉为"欧洲针灸之父"。他出生于法国巴黎一个天主教家庭，幼年随法国著名女作家朱迪思·戈缇耶（Judith Gautier, 1845—1917）女士学习中文。1901年，由于精通中文，苏烈被派往中国铁路总公司京汉铁路公司任翻译秘书。当时中国各地暴发霍乱，苏烈见中国医生使用针灸为霍乱患者治疗，惊讶好奇之后，与针灸结下了不解之缘。那时他在中国每到一地便拜师求学针灸，也陆续收藏了许多与针灸相关的医籍和器具。

1906年9月，苏烈被任命为云南府副领事，常有机会去当地的法国医院，后来得到云贵总督锡良的帮助，得以潜心研究针灸。在中国学习中医的经历为苏烈日后的针灸生涯打下了坚实的基础。然而，回法国后，他的针灸事业却屡屡碰壁，因为当时学院派医生对他在东方学到的"怪异"医术均持怀疑态度。心灰意冷的苏烈只好埋头于文学创作与汉学研究。直到1927年，苏烈与顺势疗法医生保罗·费雷罗雷斯（Paul Ferreyrolles）的相识才让苏烈的针灸疗法有了转机。保罗对针灸饶有兴趣，他嘱托苏烈翻译中国经典相关医籍并且教授针灸，至此，针灸才逐渐在法国医院里被使用起来。苏烈和保罗在法国报刊上发表了多篇文章，介绍中国的针灸以及中国文化，并且在医院做了许多针灸实验。[①]他们的这些研究促使了20余篇与针灸相关的论文及多部与针灸相关的书籍的诞生。《针灸法》当属其中最重要的著作。该书参考了诸多中日文医学典籍，至今仍是西方人学习针灸的必读书目之一。

成名后，苏烈一边与法国医生们讨论交流，一边在法国塞纳河畔的家中接诊。当时慕名而来的患者众多，且多为头面人物。苏烈不仅著书立说，还专门请法国巴黎专业珠宝匠人苏特朗（Souteyrand）先生为他打造了一套金针。这套金针做工精细，设计巧妙，是苏烈针灸临床专用针具（详见第一章）。

正当苏烈声望日隆、针灸事业风生水起的时候，他却被人控告"非法行医"。由于苏烈并未受过所谓的正统西医教育，故其无法取得法国

---

① 贺霆.中医西传的源头：法国针灸之父苏里耶[J].云南中医学院学报，2013，36（2）：81-83.

官方行医资格。据苏烈后人及其追随者称，近1年的官司纷争使他不堪重负，中风数次，导致右侧偏瘫。尽管如此，苏烈仍坚持以左手施术、著书，直到1955年抑郁而终。

苏烈于1950年获诺贝尔生理学或医学奖提名，这是在中国科学家屠呦呦于2015年获得此奖之前全世界中医药领域跟诺贝尔奖最接近的一次。苏烈本人不忘在中国学习的历程，在诺贝尔官网上的注册地点为中国北京。有人称苏烈是法国"针灸之父"①，也有人称其是西方中医的源头。

---

① 张立剑. 针灸图说[M]. 青岛：青岛出版社，2010：160-161.

目 录
Contents

第一章 针灸及其西传
Acupuncture and Its Western Transmission

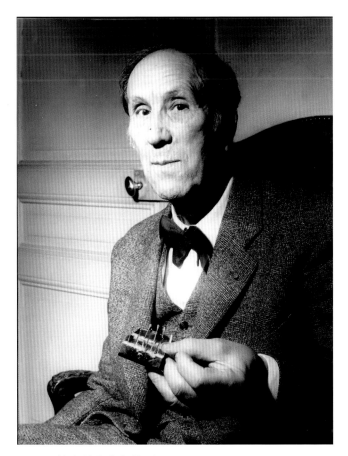

手持金针的老年苏烈
Soulié in his late years holding gold needles

在我们收集的资料中，有一张照片，照片上是一位西装革履的老人手持一盒针灸针具端坐于室内椅子上。该照片拍摄于1954年。照片中的老人便是西方针灸界家喻户晓的名人——"欧洲针灸之父"苏烈。在20世纪50年代，一位外国人使用针灸治疗疾病，使用的还是与同时代的中国常用针具不同的金针，这是非常少见的。

20世纪30年代，中国的针灸在法国普及并进入法国医疗体系，这要归功于苏烈。

早在1974年，容集之就写道："粟理一氏是欧洲人最先研究中国针灸医术，因此目前欧洲的针灸医学界都把粟氏奉为欧洲针灸医术的鼻祖。"[1]中国中医科学院的张立剑教授在其《针灸图说》一书中提到："苏理被尊为法国'针灸之父'。"[2]贺霆称苏烈是西方中医的源头，西方的针灸从此具备了临床意义及可被观察的形态，并从法国向整个西方世界传播开来。[3]

那么，除了对针灸事业的热情与珍视外，是什么驱使着苏烈定制这样一套精致昂贵的针具呢？

一、金针银针何处来　The origin of gold and silver acupuncture needles

针灸是在中国独立起源、形成并发展起来的。"针"为针刺，"灸"为艾灸。针灸具有鲜明的中国传统文化特质，数千年来为中华民族的繁衍昌盛做出了贡献。

2010年11月16日，由中国申报的"中医针灸"项目正式通过联合国教科文组织（UNESCO）保护非物质文化遗产政府间委员会第5次会议审议，被列入"人类非物质文化遗产代表作名录"。国内外越来越多的人渴望学习针灸，了解针灸的历史发展源流。2011年，在巴西召开的世界针灸学会联合会第七届执行委员会第三次会议决议通过，将每年的11月22日定为"世界针灸日"，它标志着中国针灸已走向世界。作为中医的重要诊疗手段与组成部分，国之瑰宝——针灸也成为最早走出国门、面向海外传播并融入西方医学体系的中医文化。

---

① 容集之.针灸发展史话[M].香港：真知出版社，1974：88.
② 张立剑.针灸图说[M].青岛：青岛出版社，2010：161.
③ 贺霆.中医西传的源头：法国针灸之父苏里耶[J].云南中医学院学报，2013，36（2）：81-83.

目前，中医针灸已成为中国文化走向世界的一张名片，全球共有140多个国家和地区都在使用针灸。

（一）谁发明了针砭？ Who invented acupuncture？

针灸的创始者至今无定论。一般猜想：远古时期人们偶然被一些尖硬物体，如石头、荆棘等碰撞了身体的某个部位，结果意想不到的是疼痛居然减轻了，从此古人便开始有意识地用一些尖利的石块来刺或刺破身体某个部位使之出血，以缓解疼痛。中国中医药的理论根基被记录于《黄帝内经》《难经》《针灸甲乙经》《伤寒杂病论》《神农本草经》等经典当中，而关于针灸的描述主要集中在前3部经典中。

传说，伏羲与黄帝是针灸的发明者。西晋著名文学家、医学家皇甫谧所著《帝王世纪》认为，作八卦、教人渔猎的伏羲曾"尝百草而制九针"。而以保存大量古代传说而著称的宋代的《路史》中亦载，伏羲"尝草治砭，以制民疾"。同样是西晋皇甫谧所著的我国现首部针灸学专著《针灸甲乙经》序中有言："黄帝咨访岐伯、伯高、少俞之徒……而针道生焉。"唐代孙思邈所著《备急千金要方》序中亦载："黄帝受命，创制九针。"

20世纪70年代，山东微山两城山出土有东汉画像石"扁鹊行医针砭图"，生动刻画了"半人半鹊"的神鸟以针砭（石制针具）给人治病的情形，神鸟旁阴刻有"山鹊"字样。此神鸟当为上古时期之扁鹊，反映了古代东夷地区对鸟的图腾崇拜，古有"鸟夷羽民"之说，揭示了东夷针砭之术的起源。后来，"扁鹊"一词成为后世对名医的尊称，尤其是战国时期的秦越人，直接被以"扁鹊"称之。

（二）针灸针的材质 The materials of acupuncture needles

古代人们制作出了一些比较精致的、适合于刺入身体以治疗疾病的石器——砭石。《山海经》载"有石如玉，可以为针"，这是关于石针的早期记载。中国在考古中也曾在东夷地区出土了大量砭石实物，而《黄帝内经》中的《异法方宜论》记载："砭石者，亦从东方来。"因此，砭石就是后世针刺工具的前身，一般经历了石质、玉质、铜质、铁质、银质的发展过程。

1. 自然产物 Natural products

在金属针发明之前，许多针具产于自然，古人用石器进行砭刺以治疗疾病。除了以砭石为针具，古人还使用取自天然产物的竹针、陶针等，源于动物的骨针、刺、觜，以及源于植物的草木针、荆棘刺、竹针等。

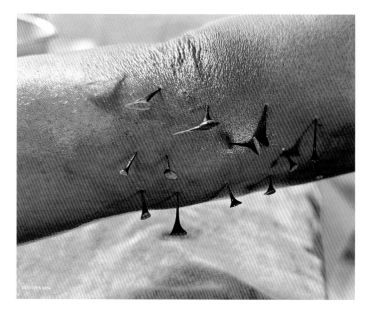

临沧佤族花椒针刺（吴凯 摄）
Acupuncture using Chinese Pepper（*Zanthoxylum bungeanum*）by the Wa People in Lincang, Yunnan, China（Photo by Wu Kai）

注：花椒针（佤语 si gei pu）疗法，为中国佤族特有的针刺治疗手段，现掌握在特定传承人手中。花椒针主要用于消肿止痛，适应证为风湿关节痛、扭伤、挫伤以及各种疼痛。

2. 冶炼金属 Smelted metal

（1）青铜针 Bronze needles

夏、商时期已进入青铜时代。青铜有较好的韧性和可塑性，故以青铜制作的针灸针亦随之产生。现代医学研究证明，铜具有良好的导电性、导热性、耐腐蚀性和延展性等特性。因此，铜是制作针具的良好原材料。1978年，在内蒙古达拉特旗发现了1枚战国时期的青铜砭针，形状与内蒙古头道洼出土的砭石相似。然而，金属针具的出现并未完全取代砭石，后者在相当长的一段时间内依然被使用。

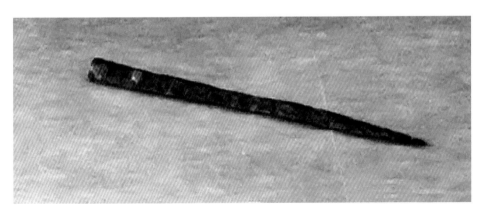

西汉青铜针
Bronze needle of the Western Han Dynasty

注：1960年出土于陕西扶风齐家村，通长9.2厘米，针体呈三棱形，末端尖锐。现藏于陕西省宝鸡市周原博物馆。

（2）金银针 Gold and silver needles

西汉刘胜墓发掘出土的金银针证明了早在2000年前我们的祖先就已运用金、银制造针具。《针灸大成》中也有记载："'金针者，贵之也。'又金为总名，铜铁金银之属皆是也。若用金针更佳。"

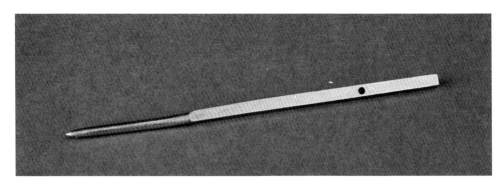

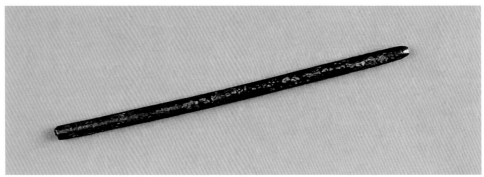

西汉金银针
Gold and silver needles of the Western Han Dynasty

注：1968年出土于河北满城陵山一号汉墓。金针细长，上端为柄，截面为方形，柄上部有小孔；下部为针身的截面为圆形，针尖较钝，柄长倍于针身。银针上端残失，残存部分为细长的圆筒形。《黄帝内经·灵枢·九针十二原》记载："毫针，长三寸六分。"据此，该针可能是毫针。现藏于河北博物院。

3. 九针　Nine needles

九针是指古代医生使用的9种不同形状与用法的针。传说九针为伏羲氏所创，分别是镵（音chán）针、圆针、鍉（音dī）针、锋针、铍（音pī）针、圆利针、毫针、长针、火针。①九针主要用来针刺治病，有的还有外科和按摩方面的用途。

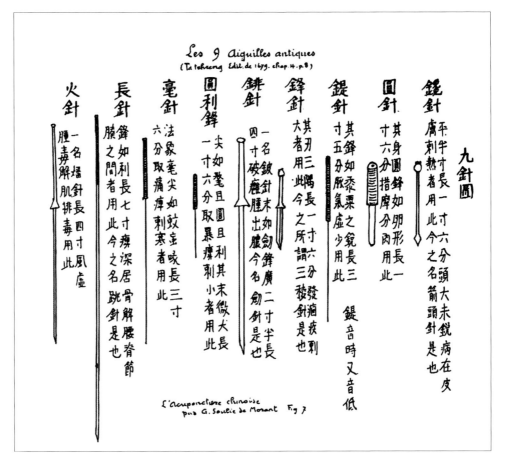

苏烈《针灸法》中的九针图
Nine needles diagram of Soulié's *Chinese Acupuncture*

①《黄帝内经·灵枢·九针十二原》。

二、针灸传入西方 Acupuncture introduced to the West

（一）18 世纪以前 Before the 18th century

早在公元6世纪，中国的针灸便开始传播到周边国家，[①]而西方介绍针灸的文献则始于17世纪末。1671年，Louis Augustin Alemand（1653—1728）用法语撰著的《中医秘闻：掌握脉象诊断之道》（ *Les secrets de la médecine des Chinois： consistant en la parfaite connaissance du pouls* ）中第一次提到了针灸疗法；首部向欧洲系统介绍针刺疗法的专著——1683年由荷兰人瑞尼（Wilhelmi Ten Rhyne, 1647—1702）写的《论风湿：图解手册：针刺：和三讲稿：1. 化学和草药的历史与价值；2. 面相学；3. 怪胎》[②]（ *Dissertatio de arthritide: Mantiffa Schematica: De acupunctura: et orationes tres, I. De chymiac ac botaniac antiquitate & dignitate: II. De physiognomia: III. De monftris* ），其中提到了针刺的拉丁语单词

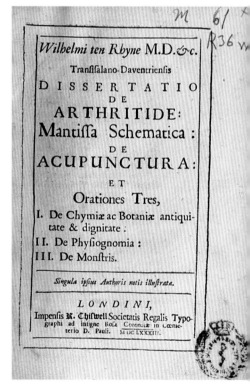

Acupunctura 内封页（图源自Hathi Trust Digital Library）

Title page of *Acupunctura* （image source: Hathi Trust Digital Library）

---

① 白兴华. 针灸对外传播的分期及各时期的特点[J].中国针灸，2014，34（11）：1141-1143.

②Hathi Trust. Wilhelmi Ten Rhyne, Sturt, Richard Chiswell, and Real Colegio de Cirugía de San Carlos (Madrid). Dissertatio De Arthritide: Mantissa Schematica De Acupunctura Et Orationes Tres, I. De Chymiae Ac Botaniae Antiquitate & Dignitate II. De Physiognomia III. De Monstris: Singula Ipsius Authoris Notis Illustratur [EB/OL]. Londini: Impensis R. Chiswell, 1683.(2018-03-27 13:24 UTC)[2021-01-10].https://hdl.handle.net/2027/ucm.5323751734.

"acupunctura"，今天使用的英文单词"acupuncture"（针刺）就源自这个词。

1682年，克莱耶（Andreas Cleyer，1634—1697或1698）出版的《中国医法举例》（*Specimen medicinae sinicae sive, Opuscula medica ad mentem sinensium*）中引用了无汉字标注的明堂图，包括脏腑明堂图和正人、伏人、侧人明堂图，还插入了十二正经以及对应的脏腑图（无心包、三焦）、任督二脉经络腧穴图。

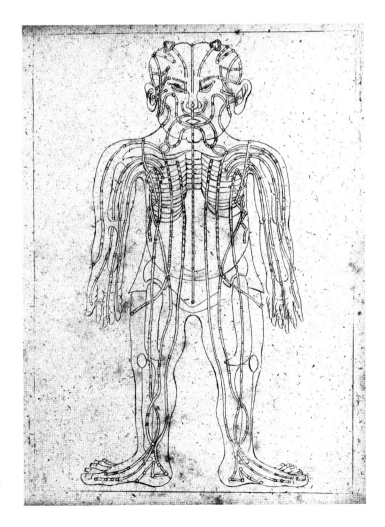

《中国医法举例》附明堂图［图源自英国惠康博物馆（wellcome collection）］

Ming Tang Chart of *Specimen medicinae sinicae*

18世纪下半叶，国外出现了不少关于中医和针灸的学术论文，如1759年法国蒙彼利埃医学院刊登的学术论文《中医概论》（"Medicinae Sinensis Conspectus"）[①]、1787年同样是法国蒙彼利埃医学院刊登的学位论文《拔罐、艾灸和针灸》（"Dissertatio Medico-chirurgica De Cucurbitulis, Moxa, Et Acupunctura"）[②]。据统计，欧洲于18世纪至19世纪40年代出版的与中医和针灸相关的书籍约50种，其中以法国出版的相关书籍最多。[③]

（二）18 世纪以后 After the 18th century

上述17、18世纪发表（出版）的作品在100多年后被法国医生们重新发现并引用摘录。19世纪上半叶，又有更多关于中医针灸的专著陆续出现。云南中医药大学中医西学博物馆藏有一些19世纪法国发表的论文，如1809年法国巴黎医学院刊登的论文《关于艾灸应用和效果的建议》（"Propositions sur l'application et les effets du Moxa"）[④]、1812年法国蒙彼利埃医学院刊登的一篇医学博士论文《对艾灸的几点思考》（"Quelques réflexions sur l'adustion par le moxa"）[⑤]等。1816年，法国医生路易斯·贝里奥兹（Louis Joseph Berlioz，1776—1848）出版了专著《慢性疾病、放血及针刺疗法》（*Mémoire sur les maladies chroniques, les évacuations sanguines et l'acupuncture*）[⑥]，他也因此被认为是

---

① Wellcome Collection. Medicinae Sinensis Conspectus [EB/OL].[2021−1−10].https://wellcomecollection.org/works/qagx5y32.

② Déidié, Jean Joseph and Francisco Vigarous. Dissertatio Medico-chirurgica De Cucurbitulis, Moxa, Et Acupunctura[D]. Monspelii: Apud Joannem-Franciscum Picot, Regis & Universitatis, 1787. Print.

③ 朱勉生，阿达理，鞠丽雅.中医药在法国的发展史、现状、前景[J].世界中医药，2018，13（04）：1013−1019+1024.

④ Propositions sur l'application et les effets du Moxa[D]. Paris: Didot Jeune, 1809.

⑤ Pierre BIGHARD. Quelques réflexions sur l'adustion par le moxa[D]. Montpellier: Jean Martel, 1812.

⑥ Louis Joseph Berlioz. Mémoire sur les maladies chroniques, les évacuations sanguines et l'acupuncture[M]. Paris: Croullebois, 1816.

欧洲最早使用针刺治疗并将结果整理成报告出版的人。1825年，法国巴黎医学院的医生莫兰德（J. Morand）的医学博士学位论文《针灸及其治疗》（"Dissertation sur l'acupuncture, et ses effets thérapeutiques"）①发表。同年，法国巴黎医学院的另一篇医学博士论文《关于针灸的建议》（"Quelques Propositions sur l'acupuncture"）②也发表了。同样在1825年，法国生理学家让·巴蒂斯特·萨兰迪埃（Jean Baptiste Sarlandière）出版了一本名为《电针》（*Memoires sur l'electropuncture*）③的书，书中插有针灸人体模型图和针具图。1826年，法国著名外科医生和解剖学家朱勒·克洛奎（Jules Cloquet，1790—1883）出版了专著《针灸理论》（*Traité de l'acupuncture*）④。

到了19世纪下半叶，法国外科医生阿德里安·法布尔（Adrien Fabre）于1852年发表了博士学位论文《水肿及其针灸治疗》（"De l'anasarque, et de son traitement par l'acupuncture"）⑤。同一时期，法国医师得以引用的中医专著还有1863年由领事官达布里（Dabry de Thiersant，1826—1898）出版的《中国人的医学》（*La Médecine chez les Chinois*），以及10年后他和让·莱昂·索伯兰（Jean-Léon Soubeiran）共同出版的《中医理论》（*La Matière médicale chez les Chinois*）。这些作品以其严谨的内容以及引入中医概念而著称，成为50多年后法国第一批针灸从业者的基本知识来源。

此后，让·雅克·马提尼翁（Jean-Jacques Matignon，1866—1928）、朱勒·雷格诺特（Jules Regnault，1873—1962）和欧仁·文森特（Eugène Vincent，1843—1926）在法国相继出版了有关中医和越南医学的著作。其中，朱勒的著作《中国和越南的医药》（*Médecine et pharmacie chez les Chinois et chez*

---

① Morand J. Dissertation sur l'acupuncture, et ses effets thérapeutiques[D]. Paris: Didot, 1825.
② DANTU T M. Quelques Propositions sur l'acupuncture[D]. Paris: Didot, 1825.
③ Jean Baptiste Sarlandière. Memoires sur l'electropuncture[M]. Paris: Delaunay, 1825.
④ Jules Cloquet. Traité de l'acupuncture[M]. Paris: Béchet, 1826.
⑤ Adrien Fabre. De l'anasarque, et de son traitement par l'acupuncture[D]. Paris: Rignoux, 1852.

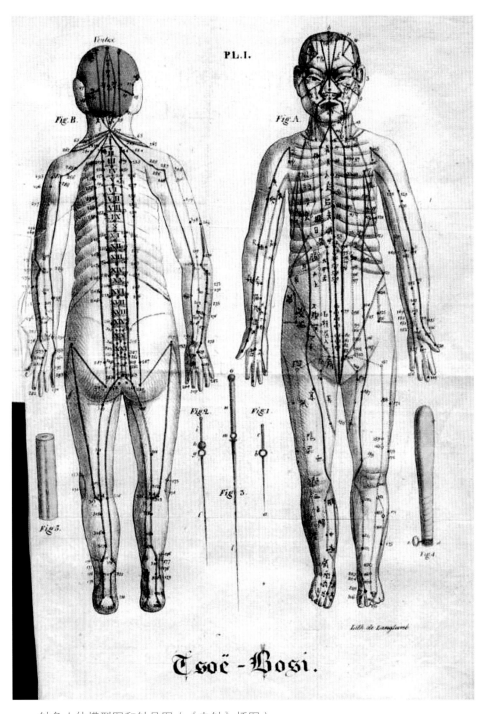

针灸人体模型图和针具图（《电针》插图）

Illustration depicting a figure with acupuncture points, meridians and needles

from *Memoires sur l'electropuncture*

les Annamites）要归功于他对许多中国作品的研究。1915年，欧仁·文森特（Eugène Vincent）出版了《20世纪的中国医学》（*La Médecine en Chine au XXe siècle*）一书，由马提尼翁作序，这是一本关于中医的有趣作品，但在当时却不如达布里和雷格诺特的作品那样为人所知。[①]

　　无论是从发表的学术论文看还是从专著的创作出版看，18—20世纪这一时期法国人民对中医特别是针灸的兴趣只增不减，此后陆续还有大量相关书籍在法国出版传阅。也有研究者尝试在患者身上针刺，但浅尝辄止，没有系统的学习训练与理论支撑，他们还是只能靠书籍中的描写来想象针刺治疗的场景，直到苏烈将针灸治疗付诸实践。

　　20世纪30年代之前，苏烈最为人熟知的身份是作家、汉学家。此后，在新希波克拉底运动的风潮下和一些顺势疗法医生的帮助下，苏烈正式在法国开启了他的针灸事业生涯。

---

① Eugène Vincent. La Médecine en Chine au XXe siècle[M].Paris: G. Steinheil,1915.

第二章　苏烈的中国往事
The Days George Soulié de Morant Spent in China

西方大航海兴起时期，随着传教士和水手的东进，中医针灸越来越被西方社会所认知。西方医学者已不满足于"二手"文献，主动寻求到中国学习"纯正"的中医。作为植物王国、百草庄园、药材之乡的云南，很多知名西方医学者、探险家都曾到过此地，他们的足迹遍布云南各地。他们了解了云

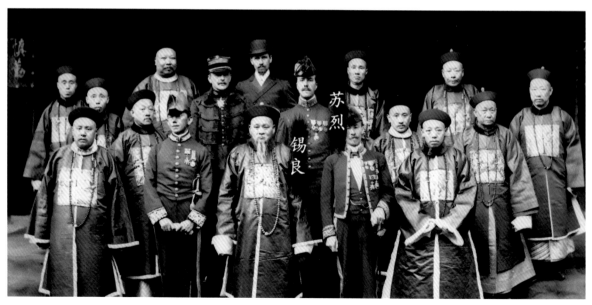

苏烈与中国官员合影
A group photo of Soulié and Chinese officials in the Qing Dynasty

南的本草和传统医学，回国后有人成为博物学家，也有人成为中医专家，推动了中医针灸及现代本草的海外传播与发展。而担任过云南府副领事、被誉为"欧洲针灸之父"的苏烈就是其中的代表人物之一。

一、苏烈的中国情缘 Soulié's deep feelings towards China

1878年，苏烈出生于巴黎的一个保守天主教家庭。父亲马修·里昂·苏利耶（Mathieu Léon Soulié，1832—1885）来自法国洛特−加龙省（Lot-et-Garonne）的艾吉永镇（Aiguillon），曾经参加过法墨战争（1861—1867）；母亲玛丽·布兰切（Marie Blanche Bienvenu，1836—1915）来自一个17世纪移民到美国新奥尔良市（New Orleans）的法国家庭。苏烈的父母在新奥尔良市相遇并结婚，之后搬到法国巴黎定居。1885年，苏烈的父亲在执行巴拿马运河公司的任务期间，在美国路易斯安那州拉斐特市（Lafayette，Louisiana）因疟疾去世，享年53岁。

（一）汉语启蒙 Initiation to Chinese

父亲去世1年后（1886年），8岁的苏烈与法国著名文学家朱迪思·戈缇耶（Judith Gautier，1845—1917）女士相遇，从此开始学习中文。有研究者称，苏烈是跟戈缇耶女士的家庭教师——中国人丁敦龄

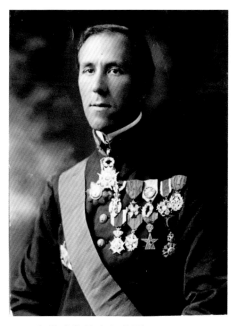

身着戎装的青年苏烈
Young Soulié de Morant in Uniform

学习的中文，但也有研究者称丁敦龄已于1886年去世。①虽不排除苏烈正是在那一年跟丁敦龄学习中文的可能性，但更有可能是跟戈缇耶女士学习的。苏烈的女儿伊芙琳提到，在戈缇耶女士的建议下，苏烈后来进入法国国立东方语言文化学院（Institut national des langues et civilisations orientales，简称Inalco）学习中文。但笔者在该校校友会网站留言询问过，该校的基金会和校友联系助理（Assistante Fondation et Réseau Alumni）海伦娜·鲁伯特·吉恩（Héléna Lubert-Guin）女士回信称没有查到任何关于苏烈的信息，这说明他从来没有在该校学习过；而后笔者再次以苏烈出生时的名字和大概入学时间询问，得到的回复是1950年以前的档案只能去法国国家档案馆查询，目前还未查到具体档案。②

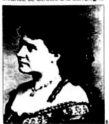

关于苏烈的中文老师戈缇耶女士的相关报道

Newspaper article about Soulié de Morant's Chinese teacher: Ms. Gautier

1. 朱迪思·戈缇耶女士 Ms. Judith Gautier

朱迪思·戈缇耶女士的父亲是法国著名高蹈派诗人泰奥菲尔·戈缇耶（Théophile Gautier，1811—1872），因此她从小周围就聚集了当时法国的文化艺术精英，如福楼拜（Gustave Flaubert，1821—1880）、雨果（Victor Hugo，1802—1885）、夏尔·皮埃尔·波德莱尔（Charles Pierre

---

① 周笃文.寻找丁敦龄[J].学问，2001（3）：48-49.
② alumni.inalco.fr[EB/OL].[2021-1-10].https://alumni.inalco.fr/contact.

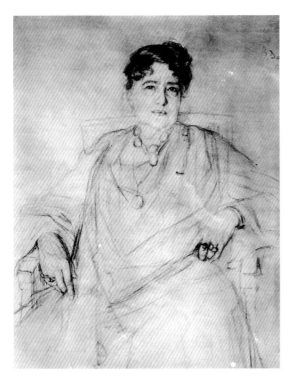

朱迪思·戈缇耶画像
Drawing of Judith Gautier

Baudelaire，1821—1867），以及德国的作曲家理查德·瓦格纳（Richard Wagner，1813—1883）等。[1]

戈缇耶女士以"俞第德"为中文笔名，生前自诩"转世中国公主"。她在中国秀才丁敦龄的引导下，创作了多部以中国文化为主题的小说和剧本，并翻译了从西周、两汉到唐、宋等朝代的中国古典诗词，开创了西方作家融入中国文化之先河。[2]她还在1910—1917年期间担任过法国龚古尔学院院士。[3]

2. 丁敦龄先生　Mr. Ding Dunling

1863年，即戈缇耶女士18岁那年，她父亲的朋友查尔斯·西蒙·克莱蒙·甘纳瑙（Charles Clermont-Ganneau，1846—1923）介绍了一个叫丁敦龄（1831—1886）的中国人给她当家庭教师。关于"丁敦龄是如何到法国的"有好几种说法，目前最有可能的是1861年丁敦龄作为汉学家范尚人（Joseph Marie Callery，1810—1862）编纂《汉语百科辞典》（*Dictionnaire encyclopédique de la langue chinoise*）的助手到的法国，范尚人去世后他被戈缇耶的父亲收留成为中文家庭教师。[4]

在丁敦龄的影响下，戈缇耶对东方文化十分向往。她天资聪颖，22岁就

① Pauline Yu. "Your Alabaster in This Porcelain": Judith Gautier's "Le Livre De Jade." [J]. PMLA, vol.122, no.2, 2007, pp.464–482. JSTOR, www.jstor.org/stable/25501716. Accessed 18 Jan. 2021.

② 董纯.法兰西"转世中国公主"的白玉诗书[N].中国社会科学报，2018（6）.

③ Françoise Rossinot, Créé par Storyboros. LES 10 COUVERTS [EB/OL]. Académie Goncourt. [2021-1-10]. https://www.academiegoncourt.com/les-10-couverts.

④ 刘志侠.丁敦龄的法国岁月[J].书城，2013（9）：39-49.

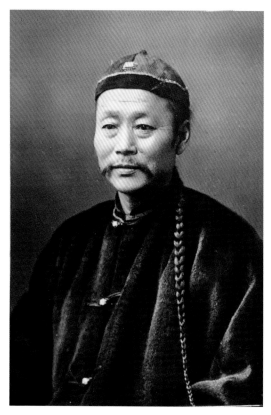

戈缇耶女士的中文家庭教师丁敦龄

Ms. Gautier's Chinese tutor Mr. Ding Dunling

发表了自己的诗集《白玉诗书》（*Le Livre de Jade*），并在扉页中写道：

A[À] TIN-TUN-LING[,] Poète chinois[,] CE LIVRE EST DÉDIÉ. J.W. Avril 1867.

［译："致丁敦龄，中国诗人，朱迪思·沃尔特[1]，1867年4月。"[2]］

---

① J. W. 即笔名 Judith Walter.

② Judith Walter. Le Livre de Jade[M].Paris: Alphonse Lemerre, 1867.

（二）苏烈在华见闻 Soulié's experience in China

苏烈从小便有学医的志向，但因父亲早逝，他不得不先放下梦想，承担起家庭的责任。18岁时，他在巴黎莱希杜（Lehideux）银行工作。1898年，年仅20岁的他先后在南非公司和赞比西公司（Compagnie du Sud-Est Africain et du Zambèze）工作。1901年6月至1902年12月，苏烈在马达加斯加农业和工业公司（Compagnie Agriole et Industrielle de Madagascar）担任秘书时，由于精通中文，被派往中国铁路总公司承造中国铁路比公司京汉铁路（Compagnie impériale des chemins de fer chinois et Société d'Étude de chemin de fer en Chine. Ligne Pékin-Hankow. Années 1899–1905）公司任翻译秘书。就此，开启了苏烈的中华之行。

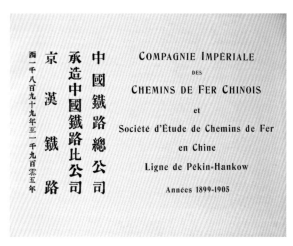

《京汉铁路》相册扉页
The title page of *Beijing--Hankou Railway* photo album

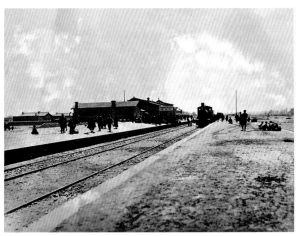

京汉铁路彰德府火车站
Zhangdefu Station of Beijing–Hankou Railway

苏烈抵华不久，中国各地暴发霍乱，领事馆也受到影响。①正是在这个时期，苏烈见到了中国的医生使用针灸治疗霍乱患者，他既惊讶又好奇，从此与针灸结下了不解之缘。他在中国任职期间到处拜师求学针灸，每到一地便求学于当地的针灸师，并收藏了许多与针灸相关的经典医籍、针灸铜人、针具等。

1. 见闻北京 Beijing experience

1901年12月，苏烈来到北京，很快他就被中国迷住了。他不仅精通中文，对中国的礼节也是十分熟悉。他常去听京剧，在他的著作中还附有他拍摄的京剧表演现场照片和他的购票票根。后来，由于他已经融入了北京社会，法国外交大臣迪卡斯（Théophile Delcassé）注意到了他。1902年9月，他被任命为初级翻译，被派到了法国驻汉口总领事馆。

在北京期间，苏烈结识了西什库天主堂（也称北堂）的樊国梁（Alphonse Favier，1837—1905）和闵玉清（Alfonso Bermyn，1853—1915）主教。1902年，天主教仁安修女会在西什库建立了万桑医院，苏烈很有可能就是在此地见到他后

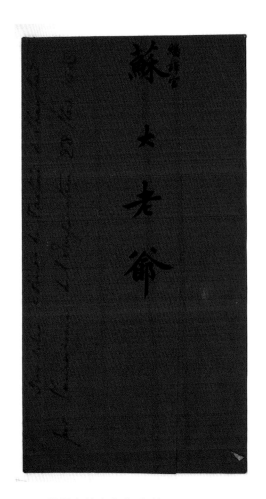

"翻译官苏大老爷"名帖
Name card "Translation Officer Soulié de Morant"

---

① Florence Bretelle-Establet. La santé en Chine du Sud, 1898−1928[M]. 2002, CNRS éditions, Asie Orientale. hal-01505419.

来的针灸老师——中国医生使用针灸为霍乱病人治疗的。

2. 旅居上海 Staying in Shanghai

1903年9月，苏烈被法国外交部任命为法国驻上海领事馆翻译专员。在上海，他还担任了国际混合法院的替代评估员。那一年，他因对工作充满热情和较强的工作能力而出类拔萃，并在中国社会受到广泛欢迎。他与学者接触，对中国艺术、历史和文学产生了极大的兴趣，从而激发了他的创作热情。云南中医药大学中医西学博物馆收藏有苏烈在上海棋盘街五百一十三号的购书票据，那是他在为他的著作收集材料。在上海期间，他结识了当时的中国文人如李金发、张若谷等，他回法国后仍然与他们保持着书信来往。

3. 抵达昆明 Arriving in Kunming

1906年，繁重的工作和炎热的气候使苏烈患了数月的疟疾而被迫离开上海。他在日本待了近1个月后回到法国。病情一好转，他就被任命为法国驻云南府（今昆明市）副领事及三等翻译（vice-consul interprète de troisième classe à Kunming）。但是，由于身体状况差和病情反复，他几个月后（1907年元月）才到达云南。

（三）苏烈任云南府副领事 Soulié as Yunnan vice consul

1906年9月，苏烈被任命为云南府副领事，后经河口进入云南。下图是苏烈过关时的官府护照（即通关文牒），上面可见称谓为"领事府书记肃里衣"，落款时间为光绪三十二年十二月初二（1907年1月15日），

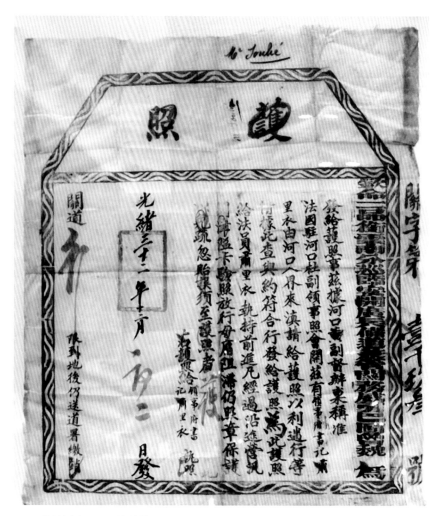

苏烈由河口入滇的护照

Soulié's passport（1907）when he entered Yunnan from the port of Hekou

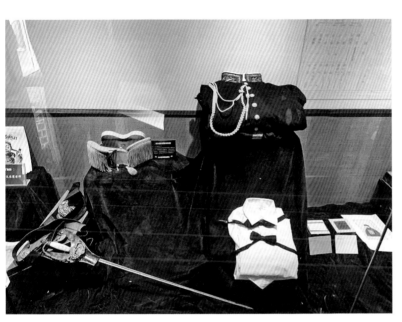

苏烈任云南府副领事时的官服
Soulié's official uniform when he served as the vice consul in Yunnan

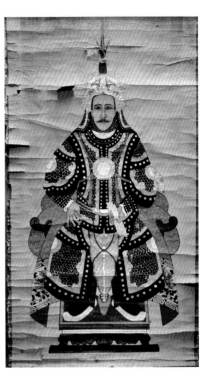

苏烈着官服画像
Portrait of Soulié in his official uniform

该护照现为国家三级珍贵文物，藏于云南中医药大学中医西学博物馆。馆内同时还藏有苏烈任云南府副领事时的官服和佩剑，这身官服亦为国家三级文物。

1906—1909年，苏烈到云南府任法国驻云南府副领事。据苏烈回忆，这一时期在当地官员的帮助下，他结识了数位针灸师，并接受了中医正规训练，甚至获赠了一枚红色雕刻珊瑚珠。1908年，云南总督授予他"医生"文凭，其中包括一张收集了数位患者签名的证书。据说苏烈的这张签名证书是一幅5米长、3米宽的丝绸画，绣有100个他已经治愈过的人物的签名。

1909年，当苏烈再次成为疟疾患者时，他被迫离开云南回到法国。

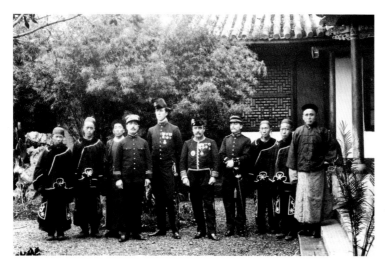

苏烈（左五）与云南府领事馆工作人员合影

A group photo of Soulié (the fifth from the left) and staff of the Consulate General in Yunnan

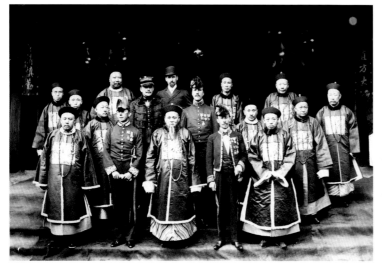

苏烈（二排右三）与云贵总督锡良（一排左三）等官员的合影

A group photo of Soulié (the third from the right, second row) and officials including Governor-General Xiliang of Yunnan and Guizhou (the third from the left, first row)

在疗养期间，苏烈遇到了东方地毯商人的女儿埃米莉·达尔塞姆（Émilie Dalsème），并于1911年6月与其结婚。他们育有两个孩子，分别是内维尔（1912年出生）和伊芙琳（1914年出生）。1910年，苏烈被任命为法国驻上海总领事馆二等副领事，但是他的妻子身体状况不佳和第二次世界大战的爆发，迫使他推迟了前往中国的行程。

（四）在华学习针灸 Studying Acupuncture in China

苏烈在中国的那些年，中国各地暴发霍乱，特别是1902年仲夏，他目睹了一场霍乱的暴发——两名仆人接连在两小时内死亡。当时一位杨姓中国医生用针灸迅速止住了危急的患者抽搐、呕吐和腹泻的症状，这让他异常惊奇——中国人竟然不像欧洲人一样使用药物治疗此症。通过当局，他结识了那位杨医生（音译），并向其学习针灸基本原理、重要的穴位和脉诊方法。后来他才知，杨医生当时治疗霍乱是通过天枢、足三里、手三里和神阙附近的一些组合穴位进行的，而这些医法几近失传。两年后，苏烈在上海出任法官期间又认识了一位有名的张医师（音译）。张医师是一名会审公堂法医及书记，在他的指导下，苏烈更进一步地理解了针灸之精妙。苏烈官至法国驻云南府副领事后，一有机会就去昆明的大法医院，并通过云贵总督锡良结识了一些针灸师。他最终获得了清廷官方认可，被授予珊瑚刻珠，相当于上品文官的地位。苏烈收藏过很多明清时期刊印的针灸书籍，如《针灸大成全书》《校正增图医学入门》《解体发蒙》等，为日后他在法国继续学习中医和翻译与之相关的文献保留了珍贵的中医古籍资料。

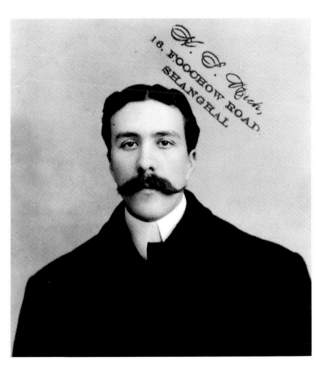

苏烈半身照（摄于上海福州路16号，时间约为1903—1906年）

Semi-body photo of Soulié (taken at No.16 Fuzhou Road, Shanghai, circa 1903-1906）

二、苏烈的在华生活　Soulié's colorful life in China

（一）苏烈与名流的交往　Soulié's association with celebrities in China

苏烈在华期间，与清末民初的各界官员有许多书信往来，并互赠拜帖（旧时拜访别人时所用的名帖）。在苏烈的遗物中可见孙中山、云贵总督锡良、工部左侍郎盛宣怀（洋务运动的代表人物）等人的信件、照片和红色拜帖。

在《孙逸仙》（*Soun Iat-Sènn*）这本书里，苏烈讲到了他在上海领事馆任职的时候，曾经帮助孙中山摆脱了清政府的追捕。右侧两张照片应为苏烈帮助孙中山摆脱清政府追捕后获得，其中一张有孙中山女婿戴恩塞（**En Sai Tai**）的签名。此外，苏烈还收藏着刊有关于孙中山个人专栏的法文报纸。

在云南府期间，苏烈负责法国特许权的管理。1908年，苏烈为当时正受到清政府追捕的孙中山颁发了签证，从而使孙中山得以到达

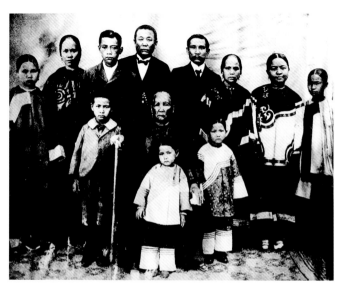

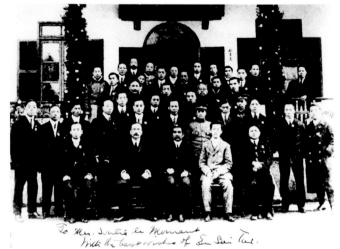

苏烈收藏的与孙中山有关的照片

Photos of Sun Yat-sen collected by Soulié

东京，两人从此结下了长期而深厚的友谊。这些事件除了记录在苏烈于1931年写的《孙逸仙》传记中，在苏烈保留的孙中山家族照片中也能得到印证。

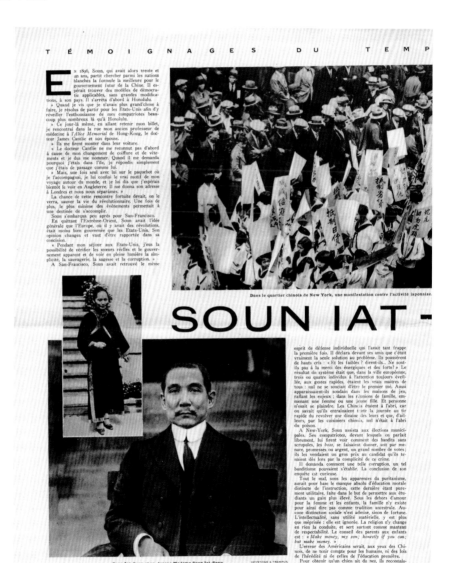

苏烈收藏的刊有关于孙中山个人专栏的法文报纸

Soulié's collection of newspapers (Sun Yat-sen)

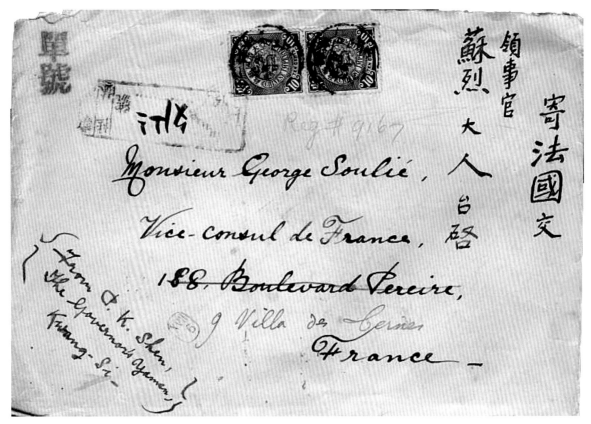

1911年沈秉堃给苏烈的新婚贺信封面

The envelope of the congratulatory letter Shen Bingkun wrote to Soulié in 1911

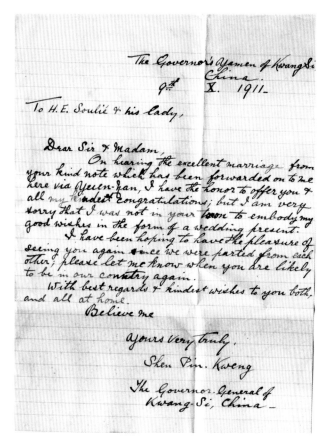

1911年沈秉堃给苏烈的新婚贺信原文

The congratulatory letter Shen Bingkun wrote to Soulié in 1911

注：沈秉堃于1911年得知彼时苏烈在法国巴黎举办婚礼，于是写信给苏烈祝贺其新婚快乐并告知无法出席婚礼。

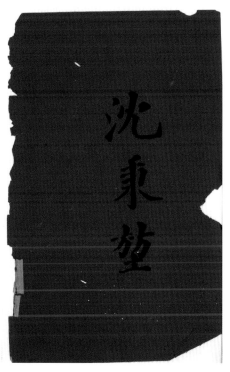

沈秉堃拜帖

Shen Bingkun's name card

注：所谓"拜帖"，是拜访别人时所用的名帖，是古代官员之间交际时不可缺少的工具。拜帖起源于汉代，当时是在削平的木条上呈写姓名、里居等，因而又被称为"名刺"。造纸术发明以后，拜帖制作材料渐渐为纸质所取代。

"投名刺"风俗起源于汉代，唐宋时称之为"门状"，明清时谓之"红单"，后又俗称"拜帖""名帖"，成为替代主人去拜年的一种工具。到了清代，人们贺年送的名帖用红纸书写，称为"红单帖"，上面写上姓名送给亲朋好友，以示祝贺。

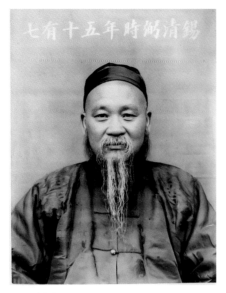

锡良
Xi Liang

苏烈的收藏品中有锡良的照片、信件和照会等物品，说明当时两人有较多交集。

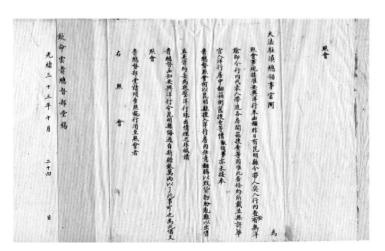

清末云贵总督锡良致大法驻滇总领事官照会
Yungui Governor Xi Liang's diplomatic note to a French consul

注：照会（diplomatic note），指国际交往的书信形式，是对外交涉和礼仪往来的一种重要手段。照会的使用及其内容体现了国家的立场，涉及国家关系，必须慎重对待。

云贵总督锡良拜帖
Yunnan-Guizhou Governor
Xi Liang's name card

苏烈收藏有多张盛宣怀的拜帖，可见二人书信来往甚密。

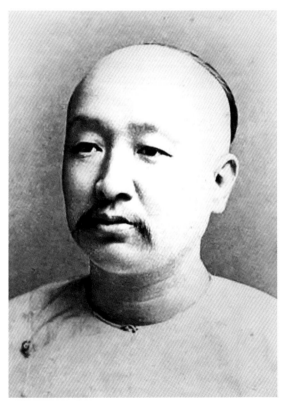

盛宣怀
Sheng Xuanhuai

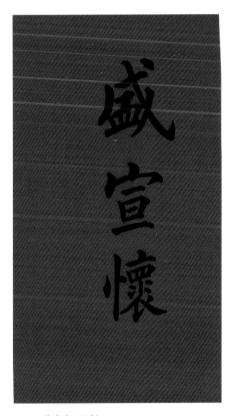

盛宣怀拜帖
Sheng Xuanhuai's name card

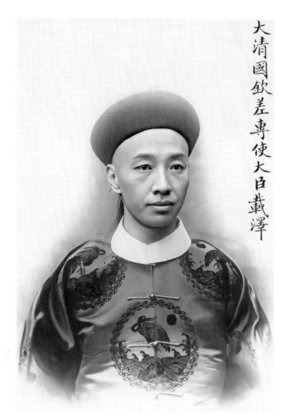

大清国钦差专使大臣载泽

载泽
Zai Ze

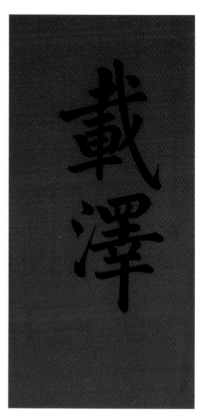

清政府官员载泽的拜帖
Zai Ze's name card

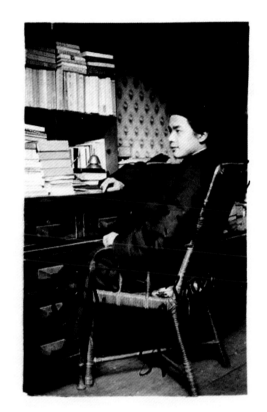

民国作家、音乐评论家张若谷
Zhang Ruogu, a writer of the Republic of China and a famous literary critic

注：民国时期，张若谷与苏烈有书信往来，还将自己创作的小说介绍给苏烈，并将苏烈的小说《留沪外史》译成了中文。

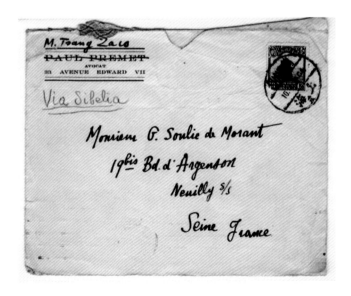

民国作家张若谷于1930年4月8日由上海致苏烈信的信封
Zhang Ruogu, a writer of the Republic of China, wrote to Soulié from Shanghai on April 8, 1930

de plaisir", aucun récompense n'a reçu pour mon travail, car c'était purement par l'amitié.

Je vous envoi mes ouvrages ci-joints:

1. 留沪外史 traduit en chinois de "Ce qui ne s'avoue pas..."

2. 都会交响曲 La Symphonie métropolitaine. (contes).

3. 新都巡礼 Le pélerinage de Néo-Capitale. (voyage de Nanking).

Je suis heureux que vous voulez bien de m'envoyer vos œuvres que vous m'avez promis dans votre lettre du 15 Avril 1929.

Merci d'avance.

Veuillez agréer, monsieur, l'assurance de mes sentiments les plus distingués.

Zao Tsang

张若谷在信中列出自己的作品与苏烈分享

Zhang Ruogu shares his works listed in the letter to Soulié

注：其中《留沪外史》（*Ce qui ne s'avoue pas, même à Shanghai, ville de plaisirs*）为张若谷译自苏烈的小说。

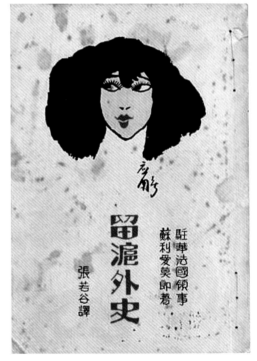

张若谷译苏烈的小说《留沪外史》封面

The cover of Zhang Ruogu's translation of Soulié's novel *A Foreign History in Shanghai*

（二）苏烈的昆明印象　Soulié 's impression of Kunming

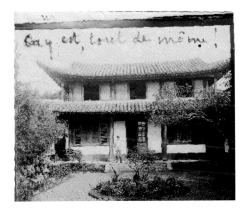

云南府法国领事馆（今昆明市翠湖南路翠湖宾馆附近）

French Consulate in Yunnan Province (now Kunming's Cuihu South Road near Green Lake Hotel)

　　苏烈曾游历过中国的华北和江南地区，在昆明为官期间也留下了诸多照片。他曾登顶西山龙门，也曾泛舟滇池，还见过金马碧鸡坊、近日楼以及早已被拆除的云南大学附近的高大的北城门。他去过文庙、圆通寺、大观楼、黑龙潭以及金殿等，了解了昆明各个地区的风土人情，绘制了不少少数民族的画像。他见证了1906年昆明的大雪以及1907年北门外遭遇水患的一片泽国，还近距离观察了昆明地藏寺经幢，并将它写进自己的著作《中国艺术史》（ *Histoire de l' art chinois*，1928）中，还把云南的其他历史写进了《云南省》（ *La province du Yunnan*，1908）一书。

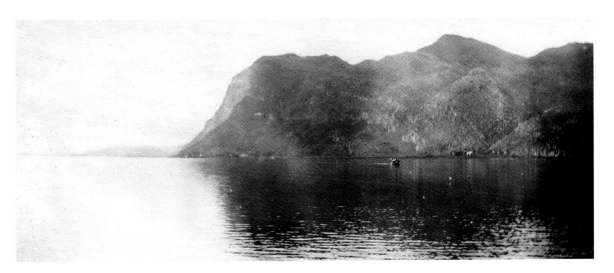

昆明西山

The Western Mountain in Kunming

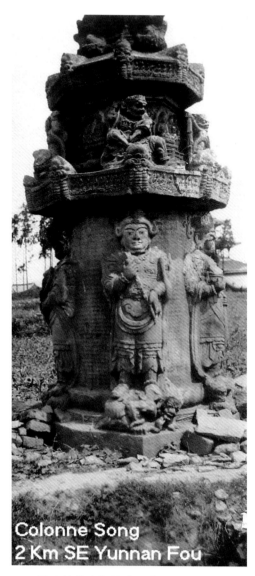

Colonne Song
2 Km SE Yunnan Fou

昆明地藏寺经幢［现位于云南省昆明市拓东路93号昆明市博物馆（原古幢公园）内］

Kunming Dizang Temple classics building

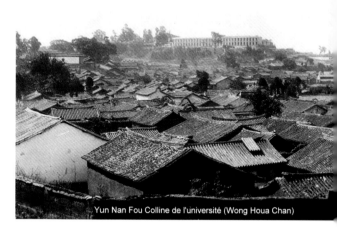

Yun Nan Fou Colline de l'université (Wong Houa Chan)

昆明五华山

Kunming Wuhua Mountain

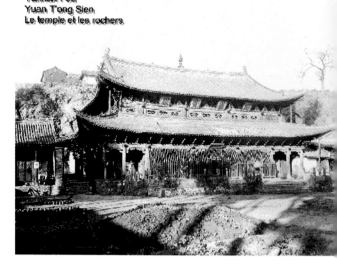

Yunnan Fou
Yuan T'ong Sien
Le temple et les rochers.

昆明圆通寺（现位于昆明市五华区圆通街30号）

Kunming Yuantong Temple

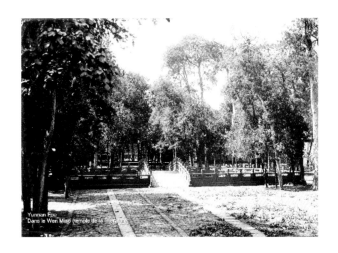

昆明文庙（现位于昆明市五华区人民中路96号）
Kunming Confucian Temple

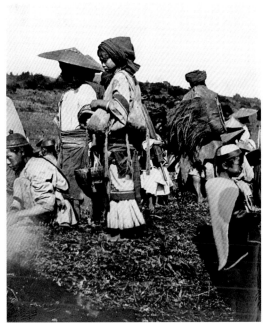

苏烈所摄少数民族照片
Photos of the ethnic people in Yunnan Province by Soulié

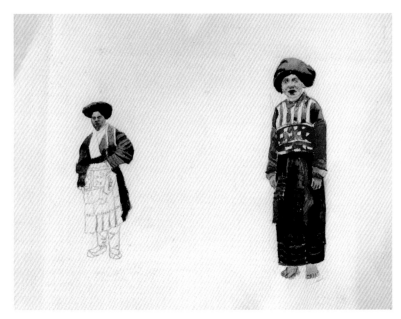

苏烈手绘的少数民族画像
Water color painting of the ethnic people by Soulié

注：该图片为苏烈拍摄的云南当地少数民族照片的手绘图，当时他还写了一本关于云南少数民族的书籍《滇系》（ Les Barbares soumis du Yun-nan, 1908），反映了当时云南少数民族的生活状态。

（三）苏烈的部分晚清纸质收藏 A part of Soulié's paper collection from the late Qing Dynasty

1. 中国菜单 Chinese Menu

苏烈收藏有多份中国菜单，记录了清末的一些饮食礼仪和习惯，菜单中可见当时官家宴请外宾时会烹饪的一些名贵菜肴，如鱼翅、熊掌等。从苏烈所收藏菜单看，他已逐渐融入中国上流社会生活。

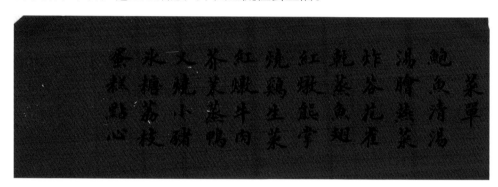

苏烈收藏的清末中国菜单之一
A Chinese menu from the late Qing Dynasty

2. 古玩店名片 Soulié's collection of antique shop business cards

苏烈收藏有一些古玩店的名片，说明苏烈对中国的文玩类有浓厚兴趣。苏烈在许多书中提到的文玩应来自于此。

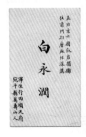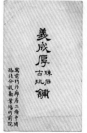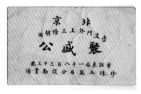

苏烈收藏的部分古玩店名片
Soulié's collection of antique shop business cards

3. 书籍和购买票据　Soulié's books and purchase vouchers

苏烈收藏有他在中国生活时的书单和书价记录，从中也可以看到，苏烈所阅读的书籍除了针灸类外，还有历史类、小说类。

右图为苏烈在上海棋盘街513号购买书籍的单据，时间为1903—1906年间。

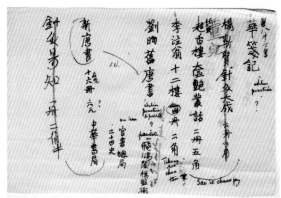
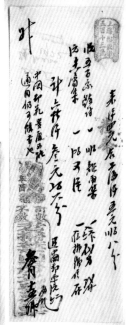

苏烈记录的书单书价

Soulié's recorded book purchase voucher

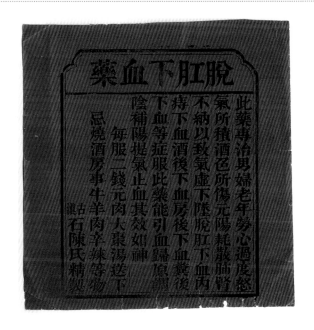

4. 中药仿单　Soulié's collection of Chinese herb advertisements

清末，苏烈在昆明期间有意收集一些药剂仿单，如碧鸡坊附近古滇石陈氏精制的脱肛下血药仿单。

苏烈收藏的中药仿单——脱肛下血药（古滇石陈氏精制，位于碧鸡坊下边）

Soulié's collections of Chinese medicine advertisements—medication for rectal prolapse with bleeding (a refined product by doctor Shi Chenshi at Gu Dian, located behind BiJifang.)

5. 大法医院处方　Soulié's Collection of Hôpital Français prescriptions

苏烈也会收集一些处方，其中包括昆明大法医院（原址在今天的昆明市妇幼保健院）法国医学博士马瞿纳白的处方，这也反映出他对医疗类的知识历来抱有兴趣。

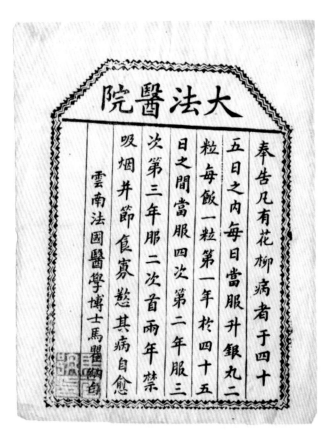

苏烈收藏的大法医院花柳病处方
Soulié collected prescription instructions from the Hôpital Français of Yunnan

第三章　苏烈对西方的影响
The Influence of Soulié in the West

　　苏烈好似一块汲取中国文化营养的海绵，自打他20世纪初到达中国后便一直着迷于多彩的中国文化，在语言、历史、戏曲、文学、民俗等方面都有所涉猎。1903年，是苏烈来到中国的第三年，极具语言天赋的他便在法国出版了法文版专著*Éléments de grammaire mongole*（*dialecte ordoss*）［《蒙古文语法要素（鄂尔多斯方言）》］。平时，苏烈撰写的作品也会发表在法国的报纸和杂志上。至20世纪30年代，苏烈的大量与中国有关的作品得以出版，其中还包含几部与云南相关的著作。因此，许多人在介绍苏烈的时候会称他为汉学家（通常指研究中国学问的海外学者）。

一、苏烈向西方介绍汉学 Chinese culture transmitted to the West by Soulié

苏烈一生进行了大量的汉学创作，在法国国家图书馆官方网站、GERA网站[①]、Acupuncture-Medicale网站[②]、boowiki网站[③]、wikimond网站[④]的电子数据库和云南中医药大学中医西学博物馆馆藏书籍中，可以搜索到60余本与苏烈相关的文字作品，包括原创小说、个人传记、翻译作品等等。

苏烈热爱阅读，并广泛交友。1903年，苏烈在上海这座城市度过的一年中，结交了很多当时的中国文人并与他们保持着良好的关系。他时常去逛书店，还留有在上海棋盘街513号书店的购书票据[⑤]。回法国后，他经人介绍又结识了李金发（1900—1976）、张若谷（1905—1967）等著名作家，李金发在出版《微雨》《食客与凶年》前也曾写信与苏烈探讨。苏烈与众多学者都有接触，对中国的艺术、历史和文学进行深入研究，进一步激发了他的创作热情。

1908年，苏烈在担任云南府副领事期间拍摄了大量照片并以法文出版了《云南省》（*La province du Yun Nan*）、《滇系》（*Les Barbares du Yun Nan*）等书籍，记录了云南的风土人情，并参与绘制了云南昆明的地图。1910年，苏烈整理了大量关于中国的资料，以法文发表了《中亚人民》（*Les Peuples de l'Asie centrale*）、《中国古代青铜器的问题》（*Le Problème des Bronzes antiques de la Chine*）等文章，以及《中国的秘密社团》（*Les Sociétés secrètes en Chine*）、《上海混合法院》（*La Cour mixte de Shanghai*）等论著，还举办了关于《中国心态》

---

① Acupuncture preuves&Pratiques. [EB/OL]（2022–12–16）. https://gera.fr/.

② acupuncture-medicale.org.[EB/OL]（2022–12–16）. http://acupuncture-medicale.org/france/index.html.

③ boowiki.[EB/OL]（2022–12–16）.https://boowiki.info/art/les-diplomates-francais/george-Soulié-de-morant.html#up-25.

④ wikimonde.[EB/OL]（2022–12–16）. https://wikimonde.com/article/George_Soulié%C3%A9_de_Morant.

⑤ 中医西学博物馆云南中医药大学藏品，藏品号：0079–0080。

（*La mentalité chinoise*）一书的讲座。此外，他还出版了《中国音乐》（*La musique en Chine*）一书，其中涵盖了他了解的中国戏剧戏曲如《岳阳三醉》等曲目。

1911年，他撰写了原创小说《慈禧》（*T'seu-Hsi Impératrice des boxers*）。1912年，他翻译出版了《中国文学随笔》（*Essai sur la litterature chinoise*）、《金瓶梅》（*Lotus d' Or*）。苏烈对于中国的研究不仅仅限于艺术、地理，也囊括了历史、政治、文学。而后的多年间，他陆续翻译并改编了《宋朝诗歌》（*Poèmes chinois de la dynastie Song*）、《中国爱情小说》（*Les Contes Galants de la Chine*）、《贵妃演义》（*La passion de Yang Kwé-Feï, favorite impériale*）、《中国现代戏曲与音乐》(*Théâtre et musique modernes en Chine*)、《论语》（*Les preceptes de Confucius*）、《聊斋志异》（*Strange Stories From the Lodge of Leisures*）、《中国历史》（*Histoire de la Chine*）等等。

在苏烈的原创作品中，较有争议的是《孙逸仙》（*Soun Iat-Sènn*）一书。此书中提及了苏烈1908年在担任云南府副领事时曾帮助孙中山先生摆脱了清政府的追捕去往日本，[①]此说法而后遭到了较多质疑。部分人认为，苏烈是一名作家，他的小说有杜撰的嫌疑。而无论如何，现云南中医药大学中医西学博物馆馆藏苏烈遗物中确实有孙中山先生家族照及集体照。而汉学家的身份既给了苏烈打开中国医学文明的钥匙，也让他面临了早期没有经过西医训练的尴尬。

苏烈一生中的很多事件目前仍然扑朔迷离。例如，他突然放弃在外交部的职位的原因仍然不清楚。他最终放弃在中国的外交事业，这无疑是他职业生涯的巨大转折。离开外交部后，苏烈对外是一个"中国通"或者说"汉学家"。1918—1929年期间，苏烈在法国主要从事翻译工作，以及撰写关于中国的著作，他在法国的成功要归功于这些作品。苏烈的这些作品涉及中国

---

① George Soulié de Morant. Soun Iat-Sènn[M] .Paris: Gallimard,1931.

文化的许多方面，如音乐、文学、艺术史、法律、历史和地理、蒙古文语法等。但直到1927年之前，他在法国从未涉足过针灸这个领域。

在苏烈25岁那年，也就是1903年，他取了笔名（苏烈的第一本出版物《蒙古文语法要素（鄂尔多斯方言）》的封面写的是Georges Soulié de Morant，但前言里署名Georges Soulié）。当时，法国有两位著名作家的名字都叫Soulié，他们分别是记者兼作家Frédéric Soulié和苏烈的哥哥Maurice Soulié。因此，苏烈认为应当将自己与这两个作家区分开来，于是在姓氏上加上了他外婆的名字"de Morant"，最终改笔名为George Soulié de Morant。

令人惊讶的是，尽管苏烈对文学有浓厚的兴趣，出版了大量关于中国的文学作品，但似乎从未见过其与同时期的法国知识分子例如维克托·西加伦（Victor Segalen）、保罗·克劳德尔（Paul Claudel）、保罗·佩索（Paul Pelliot）或爱德华·夏万尼斯（Édouard Chavannes）等通信。而云南中医药大学中医西学博物馆的展示表明，苏烈与同时期的中国知识分子联系密切，如诗人、雕塑家李金发，作家张若谷，等等。张若谷还翻译出版了苏烈的著作《留沪外史》，并寄出本人相片1张，他们在书信往来中谈论了各自的文学作品。

苏烈汉学著作清单

出版年份	原书名	中文译名
1903	Éléments de grammaire mongole（dialecte ordoss）	蒙古文语法要素（鄂尔多斯方言）
1905	Les Mongols, leur organisation administrative d'après des documents chinois)	中国档案里的蒙古行政组织
1908	Les Barbares soumis du Yun-nan	滇系
1908	La province du Yunnan	云南省
1909	Les Musulmans du Yun-nan	云南的穆斯林
1911	La musique en Chine	中国音乐

续表

出版年份	原书名	中文译名
1911	T'seu-Hsi impératrice des boxers	慈禧
1912	Lotus-d'or	金瓶梅
1912	Essai sur la littérature chinoise	中国文学
1913	Strange stories from the Lodge of Leisures	聊斋志异
1916	Les Droits conventionnels des étrangers en Chine	在中国的外国人习惯权利
1919	Poèmes chinois de la dynastie Song (960-1277ap. J.-C.)	中国宋代的诗词
1920	Le Problème des bronzes antiques de la Chine	中国古代的青铜器
1921	Les contes galants de la Chine	中国的英雄故事
1921	In the Claws of the Dragon	龙爪
1922	Lettres chinoises	中国的信
1922	Le Palais des cents fleurs	百花宫
1923	Florilège des poèmes Song (960 - 1277 après J.- C.)	宋词选辑
1923	Mon cher compagnon	我亲爱的同伴
1924	La passion de Yang Kwé-fei, favorite impériale	贵妃演义
1924	Le Singe et Le Pourceau, Aventures Magiques Chinoises Du XIIIe Siècle	改编版西游记
1925	Exterritorialité et intérêts étrangers en Chine	在中国治外法权和外国利益
1925	Bijou de ceinture	反串
1925	La brise au clair de lune	风月传
1926	Théâtre et musique modernes en Chine	中国现代戏剧和音乐
1926	Trois contes chinois du XVIIe siècle Ex oriente lux	十七世纪中国的三个故事
1927	le tresor des loyaux samourais - histoire des quarante sept ro-ninns	忠诚的日本武士
1927	Ce qui ne s'avoue pas, même à Shanghai, ville de plaisirs	留沪外史
1928	L'épopée des Jésuites français en Chine (1534-1928)	法国耶稣会士在中国的史诗
1928	L'Amoureuse Oriole, jeune fille	西厢记
1928	Histoire de l'art chinois de l'antiquité jusqu'à nos jours	中国艺术史

续表

出版年份	原书名	中文译名
1929	Histoire de la Chine	中国历史
1929	La Vie de Confucius	孔子
1929	Les préceptes de Confucius (Krong-Tse).	论语
1929	The Chinese Decameron	中国十日谈
1930	Divorce anglais	英国式离婚
1931	Soun Iat-sènn	孙逸仙
1931	Saine jeunesse	健康的日本人
1932	Traité de Chiromancie chinoise. Les sciences occultes en Chine, la main	中国手相学（法文）
1932	Anthologie de l'amour chinois(Poèmes de lasciveté parfumée)	中国情诗选集
1934	Précis de la vraie Acuponcture chinoise	真正的中国针灸
1939	L'Acuponcture chinoise: L'ÉNERGIE (Points, Méridiens, Circulation)	针灸法（第一卷：气－穴位、经络、循环）
1941	L'Acuponcture chinoise: Le Maniement de l'Énergie	针灸法（第二卷：气的引导）
1957	L'Acuponcture Chinoise: La Physiologie de l'Énergie, Les Méridiens, les Points et leurs Symptômes, Les Maladies et leurs Traitements	针灸法（全五卷）（除了第一、二卷外，补充了第三卷——气之生理学，第四卷——经络、穴位及症状，第五卷——疾病和治疗）
1978	Traité de Chiromancie chinoise. Les sciences occultes en Chine.	中国手相学（法文）
1980	Tratado de quiromancia china	中国手相学（西班牙文）
1983	Le diagnostic par les pouls radiaux: (Le I Sio Jou Menn traduit et commenté)	脉诊：医学入门的翻译和评论
1985	Le trésor des loyaux samouraïs	忠诚的武士的宝藏
1990	Acupuntura	针灸法（西班牙文）
1991	Pei Yu: Boy Actress	男旦
1994	Chinese Acupuncture	针灸法全五卷（英文版）
1997	Trattato di chiromanzia cinese	中国手相学（意大利语）
2000	Tseu-H'si impératrice des boxers	慈禧（再版）
2005	Les 47 Ronins: Le trésor des loyaux samouraïs	日本武士
2017	Acupuncture chinoise atlas	针灸法图册

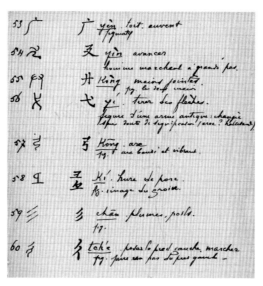

苏烈编纂中—法词典的手稿

The handwritten manuscript of the Chinese-French dictionary

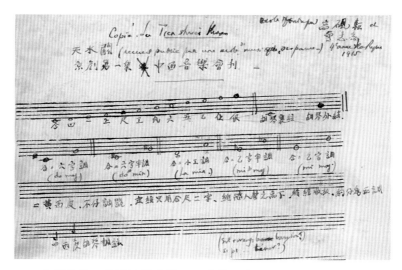

苏烈依靠五线谱记录京剧工尺谱的手稿

Soulié recorded the Peking Opera manuscripts

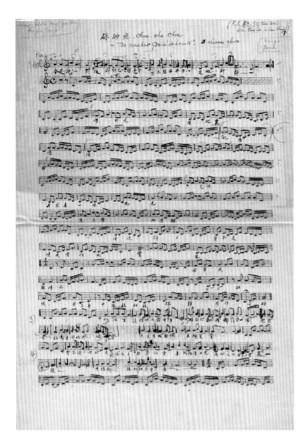

苏烈用五线谱记录京剧《朱砂痣》的手稿

Soulié records Peking Opera *cinnabar mole* with staff

《中国的现代戏剧与音乐》封面

The cover of *Theatre et Musique Modernes en Chine*

注：此书中收录了孔庙音乐 4 段以及其他民间音乐，还有对中国音乐乐理和乐器的介绍。

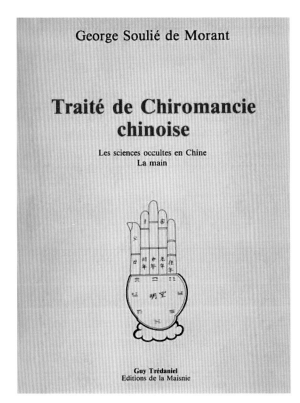

苏烈编纂的《中国手相学》封面

The cover of *Traité de Chiromancie chinoise. Les sciences occultes en Chine*

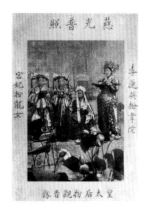

《慈禧》封面

The cover of *T'seu-Hsi impératrice des boxers*

注：苏烈从 1903 年开始写作，涉及内容包括中国的戏曲、乐器、艺术史等等。图为他编写的人物传记《慈禧》封面。

二、苏烈回法后与中国针灸名家的联系　Soulié's contact with Chinese acupuncture masters after his returning to France

（一）方慎盒^①　Fang Shen'an

1937年，苏烈与民国金针名家方慎盒通信，苏烈请方慎盒先生为他的书作序并且校稿，方慎盒先生在回信中对苏烈颇为赞赏。

方慎盒注重对外传播针灸，曾经常往前上海震旦医科大学为部分法籍教授讲授针灸学，并在该校附属医院做示教、会诊。苏烈在信件中提及期望登门拜师方慎盒，并请方慎盒对其所著针灸专著进行审订、修正并题签。

方慎盒医德高尚，20世纪40年代初曾创办馥南针灸医院，每日早晨义诊20号，

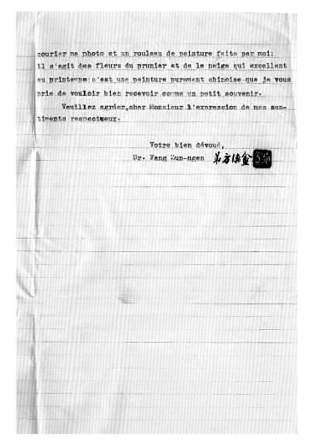

1937年，民国针灸名家方慎盒回给苏烈的信
Fang Shen'an, a famous acupuncture master in the Republic of China, corresponded with Soulié in 1937

①方慎盒（1893—1962），名墉，安徽合肥人。初从扬州名医宋德宗学习内科，后又师事针灸大师黄石屏。20世纪20年代起即在上海开业，行医时间长达30年之久。当时上海名医虽多，但以针灸应诊者甚少，病家遂多偏针灸，方慎盒针灸得以名扬海内外。

1929年，方慎盒发起组织"医学洄澜社"，呼吁国人给予中医应有之重视，并出版针灸书籍、发表针灸普及文章，加深了众多读者对针灸的了解。

兼赠药品。他还曾任上海市中医师公会学术科主任。

方慎盦著有《金针秘传》（远销欧洲、日本、东南亚等地）及《风症指南》等书，且在出版《金针秘传》前，他也曾与苏烈通信交流。除精研医道外，方慎盦还精于书法绘画与诗词音律。

（二）马海德 [①] Shafick George Hatem

云南中医药大学中医西学博物馆藏有一本马海德赠送给苏烈的《新针灸学》，此书的编撰者为朱琏 [②]。

马海德用英文写道：

To George Soulié de Morant,

In token of a great esteem for one who has so greatly developed and spread Acupuncture, alleviating the numerous ills of Humanity

Ma Hai Teh

June 6, 1952

---

①马海德（1910—1988），祖籍黎巴嫩，阿拉伯裔中国人。1950年，马海德正式加入中国国籍，成为第一个加入中华人民共和国国籍的外国人。他协助组建了中央皮肤性病研究所，致力于性病和麻风病的防治和研究，并取得了世界公认的成果。马海德曾任中华人民共和国卫生部顾问，于2009年被评为"100位新中国成立以来感动中国人物"之一，2019年9月25日被追授"最美奋斗者"荣誉称号。

②朱琏（1910—1978），女，江苏溧阳人，现代针灸家，毕业于苏州志华产科学校。中华人民共和国成立后，历任中央防疫委员会办公室主任、中央卫生部妇幼卫生司副司长、卫生部针灸疗法实验所主任、卫生部中医研究院副院长、针灸研究所所长、中共中央妇女委员会委员、中华全国妇女联合会执行委员等。著有《新针灸学》等著作，发行于国内外。

译文：

致乔治·苏烈·德·莫兰特，

　　向您大力发展和传播针灸事业，减轻人类众多病痛，致以最崇高的敬意。

马海德

1952年6月6日

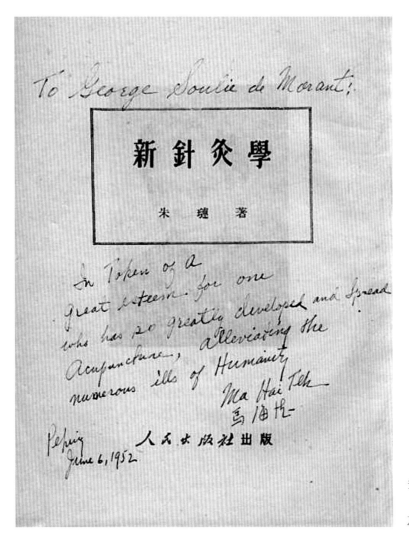

马海德赠送给苏烈的《新针
灸学》（朱琏著）的扉页
Shafick George Hatem presented
Zhu Lian's *New Acupuncture* to Soulié

三、苏烈在法国医院实践"金针" Acupuncture practice in French hospitals

苏烈自1909年底离开中国后是以外交官或者汉学家的身份被法国社会所认知，因而有很长一段时间没有从事针灸事业。在当时，法国人更为相信讲究自然科学的西方医学界，因而苏烈很难找到同道中人去共同实践针灸。苏烈自言："当我告诉欧洲人我使用针的经历时，我遇到了如此多的嘲笑和怀疑，以至于我现在小心翼翼地避免提及这个话题。任何与我们不同的东西都很容易引起欧洲人轻蔑的嘲笑。"[1]这样的状况持续到1927年才终于迎来了转机。

（一）针灸进入法国医院 Acupuncture entering French hospitals

针灸进入法国医院源于一次巧合。1927年夏天，苏烈在温泉度假胜地拉布尔布勒市（La Bourboule）陪伴他的女儿伊芙琳（Evelyn Soulié de Morant）接受放射性水疗，他在那里遇见了他事业上的伙伴保尔·费雷罗雷斯（Paul Ferreyrolles）先生。费雷罗雷斯是一位顺势疗法医生，他与苏烈一见如故，且对来自东方的神秘医学充满了兴趣，于是他与苏烈一起对针灸进行了实践，并取得了较好的效果。[2]1929年，苏烈与费雷罗雷斯在《法国顺势疗法》（L'Homéopathie Française）杂志上发表了题为《20世纪的中国针灸和现代反射疗法》（L'Acuponcture en Chine vingt siècles avant J.-C.et la réflexothérapie

---

① George Soulié de Morant. L'acupuncture chinoise[M]. Paris: Trédaniel, 1979.
② Lucia Candelise. Construction, acculturation et diffusion de l'«acupuncture traditionaliste française» au XXᵉ siècle[J]. Documents pour l'histoire des techniques, 2008, 16, 76–88.

moderne）的文章，中国针灸从此进入法国专业医生的视野。[①]

1931年，费雷罗雷斯与一支医疗团队在比查特医院（Bichat hospital）进行了在法国的首次针灸会诊，苏烈也参与指导了此次诊疗活动。此次诊疗获得了惊人的治愈效果，从而使针灸知识在法国西医界传播开来。该院查尔斯·弗兰丁（Charles Flandin）教授给予苏烈极高的评价："他所做的工作超出了想象，他给我们带来了一个有价值的学者所能提供的一切。"[②]

1932年，马塞尔·马丁尼（Marcel Martiny）医生在利奥波德·贝兰医院（Léopold-Bellan hospital）为他的妻子特蕾莎·马丁尼（Thérèse Martiny）设立了首个针灸诊室。特蕾莎是一位新手医生，在苏烈的指导下，她得以在那里执业针灸治疗，许多医生都慕名而来，想学习苏烈的针灸技术。随后几年，苏烈虽无行医资质，但有他参与的针灸会诊开始在巴黎各大医院如圣雅克医院（Saint-Jacques hospital）、哈内曼医院（Hahnemann hospital）、福赫医院（Foch hospital）等盛行。

1935年，针灸在法国医院发展较为顺利，苏烈经过长时间在医院从事针灸诊疗"咨询"（consultations），加之积累了大量针灸文献翻译工作后，开始试图改变其"咨询专家"的身份，希望成为一名真正的针灸医师，这在当时遭到了众多法国西医医生的质疑。尽管如此，苏烈及其妻子仍在巴黎塞纳河畔讷伊（Neuilly-sur-Seine）的阿金松大道（Argenson）19号开了一家私人诊所，开始单独接诊病人，并留下了世界

---

① Lucia Candelise. Diplomacy, Empire and Medicine: the Construction of French Acupuncture. Individual Itineraries and the Spatial Dynamics of Knowledge: Science, Technology and Medicine in China, 17th-20th Centuries[M]. Paris: Editions de Boccard, 2017.

②Lucia Candelise.George Soulié de Morant : the first French expert in acupuncture[J]. Rev Synth, 2010, 131(3): 373−99.

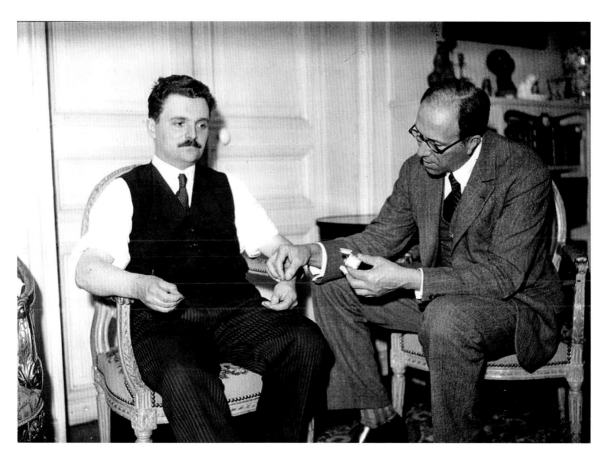

苏烈在给患者施针
Acupuncture treatment by Soulié

上最早的针灸施针照片。起初苏烈的病人很少，且多是由此前他参与工作的医生团体推荐而来，但之后得益于针灸的疗效及苏烈的声誉，病人数量与日俱增。苏烈的患者包括作曲家和钢琴家等社会名流，他也因此在巴黎声名鹊起。[1]

---

[1] Dr Johan Nguyen. La réception de l'acupuncture en France: Une biographie revisitée de George Soulié de Morant (1878−1955)[M]. Paris: Editions L'Harmattan, 2012.

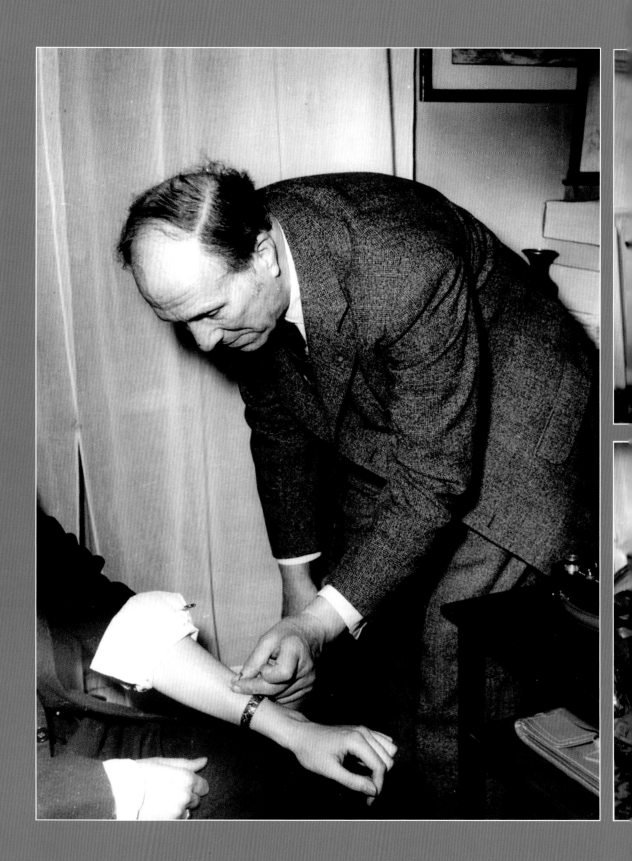

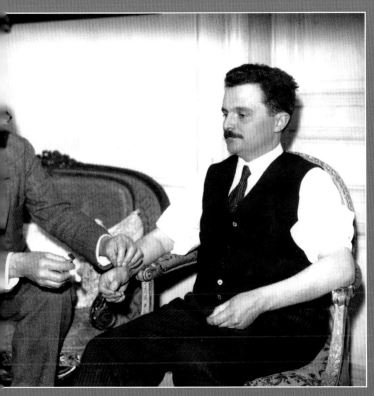

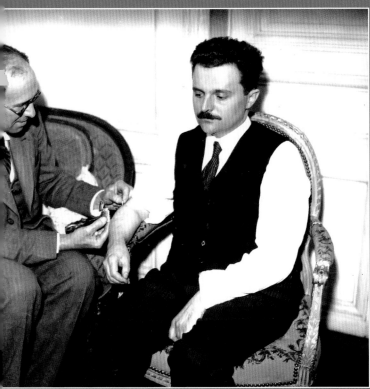

苏烈在给患者施针
Acupuncture treatment by Soulié

此组照片应为目前世界上可查到的最早的针灸治疗照片，时间约为 1935 年，地点是在苏烈法国的家中。图中可见苏烈右手刺患者左手、左手刺患者右手。

（二）苏烈的针灸著作 Soulié's acupuncture manuscripts

除了针灸实践，文字的传播也扩大了针灸在法国的影响力，并带来不同医学理念的碰撞。苏烈早期的针灸成果多以期刊论文的形式进入法国医学界。其第一篇关于针灸的文章是1929年与费雷罗雷斯医生一起发表的《20世纪的中国针灸和现代反射疗法》（*L'Acuponcture en Chine vingt siècles avant J.-C. et la réflexothérapie moderne*）。1934年，苏烈完成了其人生第一部针灸专著《真正的中国针灸》（*Précis de la vraie acuponcture chinoise*），此书共201页、14幅插图，分为18个章节，是一本针灸入门级读物，概述了欧洲针灸现状、苏烈对针灸及其治疗效果的理解，并对中国针灸相关的词汇和定义进行了法文的翻译和解释，如穴（Les Points, *Tsiue*）、经（Les Méridiens, *Tsing*）、气（L'Énergie, *Tsri*）等，此书的内容初步奠定了《针灸法》（*L'Acuponcture chinoise*）的雏形。

1939年，基于前期不断的临床实践及对大量针灸中日文著作的阅读和翻译，《针灸法》第一卷出版了。1941年，《针灸法》第二卷出版。苏烈在1955年去世前完成了这套书，其同事在1957年将全书5卷整理出版。有趣的是，此书以英文撰写却以法文出版。全套书1023页，含94幅局部详图和4幅全观大图，包含近400个穴位及这些穴位的拼音注音、法文译名。这套书内容繁多且具象，还出现了中西医结合的理论阐释，书中所绘插图也是最早尝试将经络穴位绘制在西医的肌肉解剖图上的图。由于"针灸法"3个字为民国针灸名家方慎盦先生亲自为苏烈题签，后由苏烈手书印于该书封面，且"法"字有方法、规范之意，又可指代"法国"，一语双关，所以笔者认为将此书中文名定为"针灸法"比直译的"中国针灸"更为贴切。

《针灸法》5卷的卷名和主要内容如下：

Ⅰ.《气——穴位、经络、循环》（*L'ÉNERGIE—Points,Méridiens,Circulation*）

系统地阐释了针灸的历史、针灸的穴位（Points）、经络（Méridiens）、气的循环（Circulation）。

Ⅱ.《气的引导》（*Le Maniement de l'Énergie*）

将中医学中的神（Chenn）、魂（Roun）、魄（Pro）归结为患者的性格（Personnalité），阐释阴阳理论（Inn, Iang）对疾病的影响，详细介绍了补（Tonfier）泻（Disperser）理论、针法（Technique des Aiguilles）和灸法（Technique des Moxas），还提及了按摩（Massages）与电（Électricité）。

Ⅲ.《气之生理学》（*La Physiologie de l'Énergie*）

解释气的生理，气的来源、转换、分布和刺激，气和疾病的关系。

Ⅳ.《经络、穴位及症状》（*Les Méridiens, les Points et leurs Symptômes*）

罗列了十二经络、任督二脉、穴位以及相对应的症状。

Ⅴ.《疾病和治疗》（*Les Maladies et leurs Traitements*）

以疾病及症状为主，采用了西医的知识体系，将人体划分出消化系统、泌尿系统、循环系统等，极为详尽地表述了不同疾病如何使用经络取穴等等。

苏烈在《针灸法》的导言中提及，他主要参考了4部中文典籍——《针灸大成》《针灸医学》《针灸医志》《医学

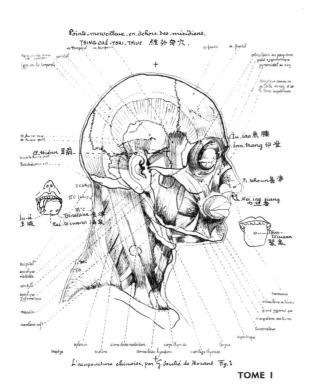

苏烈《针灸法》经外奇穴局部图之一

Illustration from Soulié's *L'acuponcture Chinoise*

入门》及两部日文典籍——《经学医典》《图解经学》。其中，明代医家杨继洲的《针灸大成》是他参考和引用最多的书籍。即使到今天，《针灸法》也是较为完善且具体的一部学习针灸的法文巨著，后被翻译成各国文字，多次再版。

苏烈之好友、民国针灸名家方慎盦先生出版《金针秘传》前，也曾写信与苏烈交流。方慎盦先生在其所附信件里这么评价苏烈：

> 先生关于金针一科许多著作，知道先生对于金针根底甚深，金针一科在中国医学史上已有五千年的地位，但世界各国知道金针特长的并不多。先生有远大眼光，对于金针价值有特别的认识，并很愿意把东方这种科学介绍到西方。闻贵国现在研究金针之士甚多，皆先生所倡导。先生之精神任何人所不及，先生之伟大，真值得我们东方人之崇拜。

同时，怀抱着将针灸发扬的共同理念，他自言：

> 慎盦研究金针二十余年，自愧不才，少所建树，但于先生之志愿极表同情，中国金针科虽有五千年历史，但向来传授多守秘密，所以进步甚慢。兹为打破此种习惯，著成《金针秘传》一书……[1]

为纪念同方慎盦的友情，苏烈所出版的著作《针灸法》的封面"针灸法"3个字用了方慎盦先生的亲笔题签，后由苏烈手书，印于该书封面，这也体现了中西合璧。

1950年，由于对针灸事业做出了巨大贡献，苏烈获得诺贝尔生理学或医学奖提名。据诺贝尔官网所查当年档案，他备注的身份为领事、地点为中国北京。[2] 在这期间，他还根据传说中的九针设计了中西合璧的金银合金针灸器具。[3]

---

① 云南中医药大学中医西学博物馆藏品，藏品号：10095-10097。

② 曾睿林，吴凯. 法国副领事苏烈与针灸金针[J]. 中国针灸，2019，39（6）：651-654.

③ 曾睿林，吴凯，戴翥等. 中医西学博物馆：中医在西方的纪实[J]. 中华医史杂志，2021，51（5）：313-320.

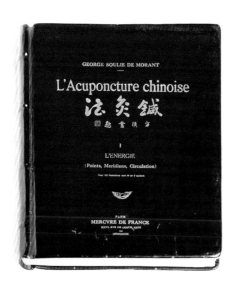

《针灸法》第一卷封面

The cover of L'acuponcture Chinoise
(Vol.1)

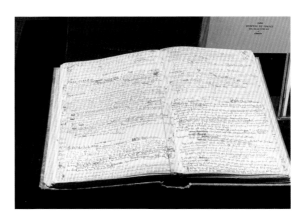

苏烈用英文撰写的《针灸法》手稿

Soulié's handwritten manuscript of L'Acuponcture
chinoise in English

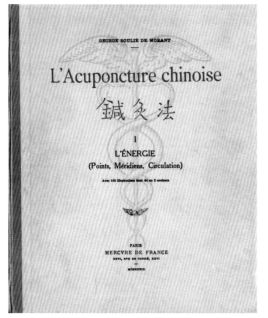

《针灸法》封面（中文为苏烈手书）

The cover of L'Acuponcture chinoise（The
Chinese characters were written by Soulié himself）

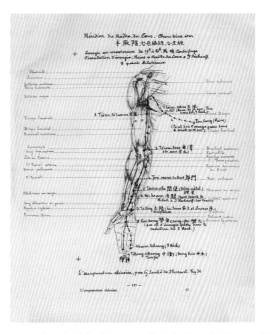

《针灸法》内页——带有经络的解剖学图谱

Anatomy illustration from L'acuponcture Chinoise

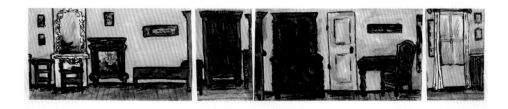

**BUREAU DE GEORGE SOULIE DE MORANT
A SON DOMICILE
26 BOULEVARD D'ARGENSON
NEUILLY SUR SEINE**

苏烈家庭诊所内部油画复原画

Interior oil painting of Soulié's home clinic

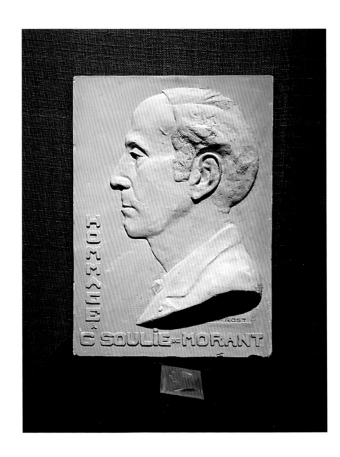

苏烈石膏像、铜像

Gypsum statue and bronze statue of Soulié

（三）为名人针灸治疗 Treatment of famous people

名人效应是构建中医药话语权和传播中医药的重要举措和策略。1935年前后，苏烈在自己家中即巴黎塞纳河畔讷伊的阿金松大道19号接诊，他的大部分患者都接受的是针灸治疗。几年下来，他积累了一批名流咨客，建立了良好的社会口碑。他所接诊的名人患者有法国诗人让·科克多（Jean Maurice Eugène Clément Cocteau）、法国女作家科莱特（Sidonie Gabrielle Colette）、法国作曲家和钢琴家约瑟夫·莫里斯·拉威尔（Joseph Maurice Ravel）、俄罗斯画家瓦西里·康定斯基（Wassily Kandinsky/ Василий Кандинский）、法国诗人兼戏剧理论家安托南·阿尔托（Antonin Artaud）、法国女精神分析学家玛丽·波拿巴（Marie Bonaparte）公主等。[①]

（四）与患者的通信 Letters with patients

在云南中医药大学中医西学博物馆，笔者发现了苏烈与他的患者的通信，从中可以看出其医患关系和治疗效果。如：一位爱尔兰的患者写信请求苏烈去当地旅游并愿意提供食宿和向导，只为请苏烈为其母亲进行诊治；还有一位美国的患者与苏烈通信，患者告知其母亲近来的身体状况并对苏烈表示感谢。其中，最著名的大概要数法国著名诗人兼戏剧理论家安托南·阿尔托写给苏烈的信。1932年，阿尔托结识了苏烈并开始接受针灸治疗，暂时地缓解了疾病给他带来的痛苦。他对针灸理论非常感兴趣，苏烈也向他介绍了中国。后来阿尔托多次在其著作中提到中医并将与针灸穴位有关的知识引入戏剧，针灸理论也随后融入他的戏剧理论中。[②]

1932年2月17日和19日，阿尔托写信给苏烈详细描述了自己的意识状态和痛苦：

亲爱的先生，您对我的诊断实在让我惊喜又佩服，您还能够准确判断出长期困扰我的问题，这真令人不可思议。

——节选自被翻译成英文出版的《阿尔托选辑》[③]

① Candelise, L. George Soulié de Morant[J]. Revue de synthèse 131, 2010: 373-399.
② 张琰. 本源之湖：重读法国诗人安托南·阿尔托[M] //乐黛云，（法）李比雄. 跨文化对话 第30辑[M]. 北京：生活·读书·新知三联书店，2013：477.
③ Antonin Artaud, Antonin Artaud Selected writings[M].Berkeley, Los Angeles: University of California press, 1988: 286-291.

此外，从患者写给友人的信中也能看出该患者对苏烈的针灸治疗效果的认可。

法国人类学家Lucia女士还在德国汉学家文树德（Paul Unschuld）那里发现了法国女作家科莱特在1943年7月15日写给女演员玛格丽特·莫雷诺（Marguerite Moreno）的一封信，其中提及了苏烈的针灸治疗效果。

原文如下：

Ne crois tu pas que tu devrais revenir un peu à Paris, quand ce ne serait que pour l'acupuncture ? Tu sais que j'ai débuté, chez Soulié de Morant, par une grosse décep-tion. Lui aussi. Il est entouré de réussites magnifiques, et au bout de trois séances je souffrais comme avant. J'étais son tourment, son humiliation. Et voilà qu'après la troi- sième séance，j'ai eu trois jours de détente qui m'ont éblouie. Puis la douleur, ou les douleurs, sont revenues et il m'a reconvoquée. J'y suis allée avant-hier et je te jure qu'il y a quelque chose de changé. Cela suffit pour que je me remette à espérer. Tu devrais "remettre ça". Songe que la sciatique de Cocteau, il l'a guérie totalement.

译文：

您不认为您应该为了针灸而回到巴黎吗？您知道起初我对苏烈很失望，他对诊治效果也不甚满意。在治疗一段时间之后，我像以前一样痛苦。对他来说，这是一种折磨和屈辱。但在第三次疗程之后，我居然放松了三天，这让我感到震惊。虽然之后疼痛又回来了，他让我继续治疗。前天我又去他那里治疗，我发誓有些东西改变了，这足以让我重新燃起希望。你要知道尚·科克多的坐骨神经痛已经完全治愈了。

除此之外，还有法国女精神分析家玛丽·波拿巴与苏烈之间的往来信件，她在信中表达了对针灸治疗的好感。可见针灸最稳固的传播渠道是来自医患之间，疗效则是最有效和最低成本的宣传语。

（五）法国针灸协会和机构的成立 Establishment of French acupuncture associations and organisations

1931—1933年间，当苏烈在利奥波得医院（Hôpital Léopold-Bellan）的诊所进行针灸治疗时，德拉斐（Roger de La Füye，1890—1961）也在现场观摩学习。因而直到现在，仍有人认为苏烈与德拉斐在某种程度上是师徒关系。在苏烈之后，德拉斐成为法国"现代针灸"的倡导者，迅速获得了法国乃至国际上的关注。

苏烈是一名专注于针灸理论与临床的针灸师，德拉斐则侧重于针灸在法国的合法化，他从行政、管理的角度来推动针灸在法国的传播与发展。德拉斐在他的职业生涯初期是一名顺势疗法医生，他很可能也受到了新希波克拉底运动的启发。1914年，他在火奴鲁鲁（Honolulu，即檀香山，美国夏威夷州的首府和港市）和日本旅行期间，声称见过亚洲人使用针灸治疗。他对针灸疗法非常感兴趣，并于1934年开始从事此职业。

德拉斐在20世纪40—60年代致力于寻求针灸在法国的合法化和使用规范化。在当时，医疗被专业医师所垄断，因而他的著作以及他为让针灸成为一种医疗手段所做的努力使他成为关键人物。

德拉斐于1943年创立了法国针灸协会（Société Française d'Acupuncture），于1946年创立了国际针灸学会（Société Internationale d'Acupuncture, SIA），又于1947年成立了法国国家针灸医师联合会（Syndicat National des Médecins Acupuncteurs de France），并被选为这3个组织的主席直到1961年去世。此外，他还创办了为法国医师进行教学的法国针灸研究中心（Institut du Centre d'Acupuncture de France），如接替德拉斐担任法国针灸学会（前身即法国针灸协会）主席的尚弗洛（Albert Marie Pol Chamfrault，1909—1969）就曾在德拉斐创立的法国针灸研究中心接受过针灸培训。除了组办社会团体和培训机构外，德拉斐还致力于针灸学术研究交流，1949年创立了《国际针灸杂志》（*Revue Internationale d'Acupuncture*）。

这些组织团体的出现对使法国医学界接受针灸起到了举足轻重的作用，而德拉斐在其中扮演了重要角色。1953年，当时的法国国家医学研究院和卫生部（Académie Nationale de Médecine and the Ministry of Health）承认针灸是一种医疗行为且只允许获得医学博士学位的从业人员使用针灸。

（六）被指控"非法行医" Accused of "illegal medical practice"

20世纪中叶，正当针灸在法国发展得顺风顺水之时，苏烈被德拉斐指控，质疑其无行医资质，苏烈因此遭受了强烈的精神打击。苏烈应是法国历史上第一个因使用针灸被告上法庭的人。德拉斐是法国针灸协会和国际针灸协会的创始人，他曾观摩苏烈行针，但他本人却试图捍卫西方医学的权威性，认为苏烈是"非法行医"。此项指控被许多苏烈的拥护者驳回。特蕾莎在为苏烈辩护时提及："医学学位或令我们行医自由，但别忘了一些医生有知识没文化，而缺失的文化往往能在平行（替代）医学中获得。"1952年，苏烈中风偏瘫，他的传记作者认为这与被指控事件有所关联："这一事件可能对他的健康造成了损害，并使他在1952年出现了非常严重的右偏瘫。"1955年5月10日，苏烈郁郁而终。

德拉斐与苏烈的冲突反映了针灸在法国发展时受到了当地医疗制度的制约，德拉斐指控的失败也印证了苏烈在当时做出的贡献受到各界拥护。针灸在法国推行遭遇阻碍的背后，横亘着中西方文化背景、汉学与医学、东方神秘主义与西方科学之间的矛盾。

（七）苏烈在法国针灸界的地位 Soulié's contribution to French acupuncture

1950年，由于对针灸事业的贡献，苏烈获得诺贝尔生理学或医学奖提名。他本人也不忘在中国学习的经历，在诺贝尔官网上的注册地点为中国北京。去世后，他被评为法国历史上100位名人之一。

1978年12月2日，为庆祝苏烈百年诞辰，一块牌匾被挂于他的故居（位于巴黎塞纳河畔讷伊阿金松大道19号）前，牌匾上刻有"ICI VÉCUT DE 1920 A 1938 GEORGE SOULIÉ DE MORANT CONSUL DE FRANCE EN CHINE, SINOLOGUE QUI INTRODUISIT EN FRANCE DES 1929 L'ACUPONCTURE CHINOISE"（苏烈，1920—1938年曾生活于此，作家、汉学家、前法国驻华外交官，自1929年起将针灸传播到了法国）。苏烈虽不是第一位试图将针灸融入法国医学的人，却是首位成功将针灸知识体系系统地带到西方的人，并出版了系列针灸作品，法国人认为，苏烈所传播的针灸是"真正的中国针灸"。①

1987年10月24日，法国针灸医生科学会以苏烈的名字设立了一个奖项，即Prix George Soulié de Morant。②每年由法国针灸医生科学会组织的纪念日都会有众多针灸师、学生和其他医疗界代表齐聚一堂。法国针灸协会继承了苏烈和德拉斐开辟的路线，出版法国针灸杂志、组织学术年会和开展系列专题研究。③1987年，法国卫生部开始实施针灸资格考试和证书制度。1996年，中法两国卫生部共同倡议在巴黎合作开设第一家中医医院。④时至今日，在

---

① Docteur Daniel Geoffroy. L'Acupuncture en France au XIXe siècle[M]. Sainte-Ruffine: Maisonneuve, 1986.
②曾睿林. 对"法国针灸之父"苏烈针灸文物的研究[D].昆明：云南中医药大学，2021.
③ George Soulié de Morant. Acupuncture Chinoise Atlas[M]. France: Éveil, 2017: 5-8.
④蒯强.法国针灸教学、研究及医疗现状[J].复旦教育论坛，2006（4）：93-95.

法国从事针灸行业仍然需要西医学背景下的行医资质。苏烈率先在法国开展针灸临床实践不仅激起了大量法国人对针灸这种非西方正统医学的兴趣，也给法国医学界提供了一种疾病治疗的新思路，同时也引发了更多法国人对针灸在西方发展的思考。

苏烈获诺贝尔生理学或医学奖提名信息翻译

年份	1950
序号	31－0
被提名人	
姓名	苏烈
性别	男
职业	法国领事
城市	北京
国家	中国
提名原因	针灸工作
提名者	
姓名	梅里耶
职业	水疗和气候学专家
城市	图卢兹
国家	法国

Nomination for Nobel Prize in Physiology or Medicine	
Year:	1950
Number:	31 - 0
Nominee:	
Name:	George Soulié de Morant
Gender:	M
Profession:	French consul
City:	Peking (Beijing)
Country:	CHINA (CN)
Motivation:	Work on acupuncture
Nominator:	
Name:	E Mériel
Profession:	prof hydrotherapy and climatology
City:	Toulouse
Country:	FRANCE (FR)

苏烈获诺贝尔生理学或医学奖提名信息截图（诺贝尔奖官网）

Soulié's Nomination for the Nobel Prize in Physiology or Medicine

第四章　苏烈的中医药藏品
Soulié's Chinese Medicine Collections

一、苏烈金针　Soulié's gold needles

云南中医药大学中医西学博物馆藏的苏烈所用金针是以黄金为主的合金打造的，这一套针灸针具包括一个金匣和匣里的9枚针灸针，其中5枚金针、4枚银针，尾部截平的金针和银针分别镶嵌有红蓝色宝石。20世纪30年代，苏烈进入针灸临床工作，他请法国巴黎专业珠宝匠人苏特朗（Souteyrand）先生专门为他打造了一套金针。这套金针经过苏特朗先生的多次实验才最终确定了金属成分的配比，做工精细、设计巧妙，成为苏烈针灸临床专用针具。

金针与金匣在苏烈留下的照片中多次出现，表明这是他经常使用的器具。但并没有附带相关的说明文字。金匣表面雕有一个家徽：上为皇冠，中间盾牌上刻有3只鸬鹚，底部绶带上刻有拉丁文"ACANDORE DECUS"（意为"圣洁和荣耀的"）；下方的圆孔用来扣定红宝石。金匣长59.9毫米、宽50.5毫米、厚8.4毫米、重95.2克。金银针固定在金匣内部的织物底座上，金匣内有5枚金针、4枚银针，其中有2枚针的针尾镶嵌有红蓝宝石。[①]

① 曾睿林，吴凯. 法国副领事苏烈与针灸金针[J]. 中国针灸，2019，39（6）：651-654.

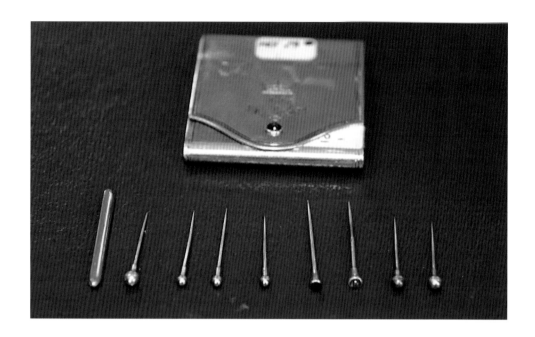

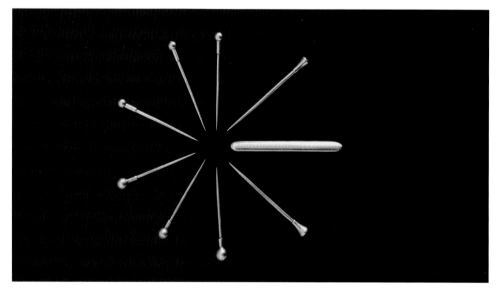

苏烈的金针及金匣
Soulié's gold needles and box

（一）法国的针灸针　French acupuncture needles

苏烈认为，在西方，"needle"（针）这个词的字面意思更接近那些缝衣服的针，尾部带孔，可以穿线；而中国人用来做针灸的针更像是英文中的"pin"（大头针），尾部无孔且有个手持的柄。

（二）针的粗细　The thickness of the needles

在法国，最细的针是用来扎头、手部和皮肤薄的部位的，或者用于婴儿以及敏感的人，通常这些针直径只有0.5—0.6毫米、长为2.5厘米，手持部分直径有5—6毫米，粗的为0.8毫米。而那些粗针是用来给不敏感的人治病的，要么在冬天用，要么刺肌肉较厚的身体部位，其有个像大头针一样的圆头，若无此圆头则很难将针扎入皮肤，这些针的直径一般是0.9—1毫米，长度为2.5厘米。

法国的实验证明，针的粗细至关重要。很多医生和针灸师青睐的针直径一般在0.9—1毫米。如果细了，就无法扎到足够的深度，痛感很轻。直径在0.5—0.6毫米的针对于扎手和脚是非常合适的。

（三）针的长度　The length of the needles

苏烈认为，手指扎针时刺入浅，一般刺入深度是1毫米，即使是对肥胖者施针，最深也不过2厘米，所以针的总长度一般在2.5—3厘米。如果针太长，扎针时针身容易弯曲，且会牵拉皮肤造成疼痛。

（四）针的合金　The alloy of the needles

苏烈描述了《黄帝内经》中关于"九针"的记录，但没有找到任何现实存在的证据。他找到了巴黎专业珠宝匠人苏特朗先生，其经过长期研究发现了针灸针合金的最好配比，制作出了两种不同功效与成分的针：一是用来补的针，含60%—70%的纯金和40%—30%的红铜；二是用来泻的针，含66.6%的纯银和33.4%的纯锌。这些针的合成难度巨大，哪怕是多千分之几的银也会瞬间柔软，增加针千分之几的锌则会让针脆而易断。苏烈的书中并没有直接提到金色针盒，不过经笔者测量推测，金色针的密度为17.75克/立方厘米、银色针密度为9.88克/立方厘米，除去测量误差，它们是介于金和铜以及银和锌之间的。苏烈还在其书中提到了西方顺势疗法中使用几种金属的例子及相关生理实验，为其金针的中式补泻机制找到了一些生理学的对比依据。见下表。

苏烈发现的几种纯金属的生理作用

元素	英文名	苏烈发现的生理疗效
金	Gold	补的效果不如红铜
铜	Bronze	用于补，在皮肤上的氧化最活跃
锌	Zinc	可以明显平复神经系统兴奋
银	Silver	退热、抗炎和消肿效果最好
铁	Iron	中性金属，根据针法发挥补泻作用，长期使用对血液有影响
铂	Platinum	中性金属，在女性生殖器治疗方面会有镇静作用
镍	Nickel	中性金属，略有镇静作用

虽然金匣与针灸针的信息并没有在其书稿中直接出现，但我们可以推断，《针灸法》中描述的西方针灸针就是此盒金针，不论是从针的材质、形状，还是长度、粗细以及生理。《针灸法》一书的最早出版是在1939年，故可以推测此盒针的制作年代也大致相当，它们来自法国的长期临床与大量实验总结。

二、清末针灸针具　Acupuncture needles from the late Qing Dynasty

　　苏烈收藏的清末针灸针具包括了1件扇套改制的针套、10枚针灸针，还有11枚用英文书写了疾病名称和身体部位的纸质标签。这套针具不仅包含了古代"活计"中的扇套，还有一套完整的针灸器具以及附属的说明标签。它既是织绣文物，也是针灸文物。

　　此套针具为苏烈所藏，但他是在华期间还是回法后获得尚不得而知。针具所系标签相对应地提到了每枚针灸针适用的身体部位及病名。关于标签内容，笔者对比了苏烈的手稿字迹，认为不是他本人书写。故此套针具应有其他人收藏或研究过。

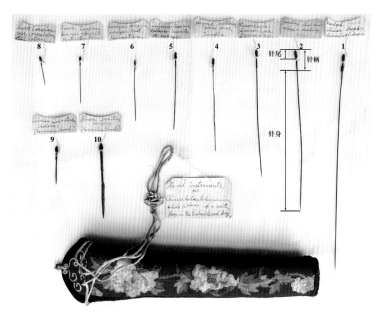

清末针灸针具（包括针套、10枚针灸针和11枚文字标签）

Acupuncture needles in the late Qing dynasty (including needle holder, ten acupuncture needles and eleven labels)

三、针灸铜人　Acupuncture bronze figurine

在苏烈藏品中，有一尊针灸铜人。从苏烈的书中记载来看，其收藏时原有底座与铜人一体，无书盒形外盒。现仅有铜人1具，并无底座。该铜人全身构造均由黄铜铸成，身体各部位不可拆分。体表整体因氧化呈黑灰色，颜色黯淡且不均匀，部分区域可看出其黄铜本色。

铜人外形为老年女性裸体，呈直立姿势，高约29.56厘米、重约1.016千克。铜人体表无经脉刻线，经穴均凿作浅圆形的穴凹。全身总共有530个孔穴，孔穴点总体较大且不规则、大小不一，双侧孔穴不对称，位置亦不准，实际的取穴参考价值不高。这应是马继兴教授所述雍正年间制作的针灸铜人，其品相完整，保存较好。①

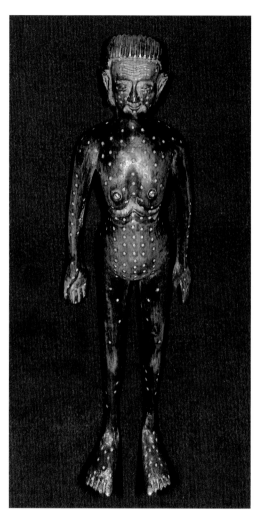

雍正时期的针灸铜人（国家三级文物）
An acupuncture bronze figurine (national tertiary cultural relics)

① 马继兴.针灸铜人与铜人穴法[M]. 北京：中国中医药出版社，1993：46-47.

四、域外针灸针具 Non-Chinese acupuncture tools collected by Soulié

苏烈收藏了一些法国中医师的发明，例如电针仪、按摩仪等。通常当发明人制作了这些工具之后，会请有名望的专家比如苏烈来为他们写试用报告。

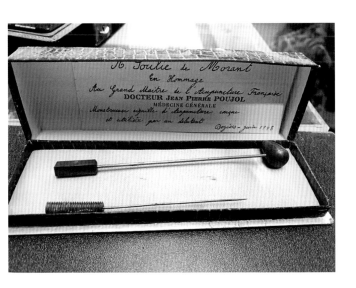

法国人发明的针灸和按摩器具
Acupuncture needles invented by a French doctor

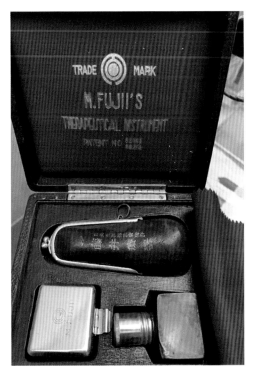

日本人发明的藤井疗器
M. FUJII's therapeutical instrument

五、《滇南草本》 *Yunnan Materia Medica*

云南务本堂版《滇南草本》（也作《滇南本草》），因其成书年代早于《本草纲目》140余年，又因记载药材多为云南地方特有，故历来被视为滇中至宝，不过是否是后人借其名所著依然存疑，但此件文物有独特的医学价值和海外传播价值。[1]此版海归《滇南草本》共3卷，连同所附《医门擘要》2卷，共5卷，被苏烈收藏后流传于法国，其序和正文得到了妥善完整保存，百年如新。

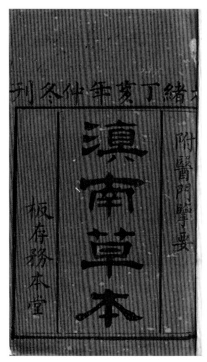

云南务本堂版《滇南草本》扉页（红色砒霜纸）

Title page of *Yunnan Materia Medica* Wubentang Press version (red arsenic paper)

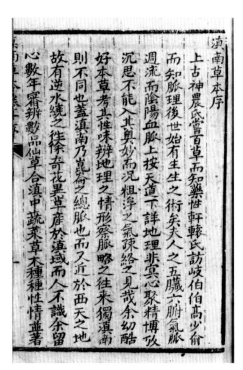

云南务本堂版《滇南草本》序

Wubentang version *Yunnan Materia Medica* preface

---

① 张廷瑜，邱纪凤.《滇南本草》的版本与作者[J]. 云南中医学院学报，1989，112（1）：30-34.

六、明堂图　Ming Tang Tu—An acupuncture chart

"明堂"一词，原系古代帝王宣明政教、举行典礼等活动的地方，古人以明堂隐喻身体。成书于西汉末年东汉初年的《黄帝明堂经》（简称《明堂经》），是我国已知的最早的针灸学专著，而《黄帝内经》等医书中有"黄帝坐明堂"之说。此书之命名当来于此。引申其义，转为针灸书和针灸图。苏烈的藏品中有3张明堂图，因年代久远，略有破损。

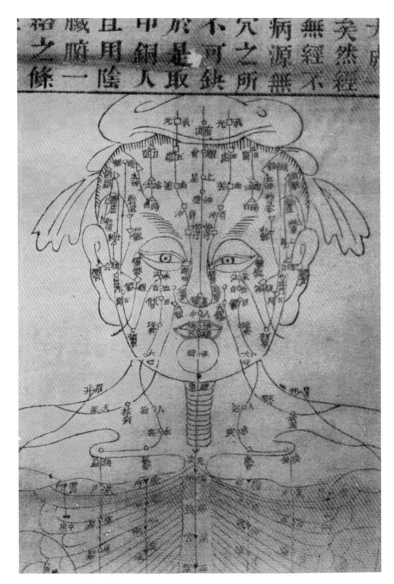

正人明堂图全图

The Zheng Ren Ming Tang Tu: acupuncture chart depicting the face from the front

第五章　中医药在西方的交流与影响
The Exchange and Influence of Chinese Medicine in the West

　　苏烈以及他所处的那个时代法国医院和协会对医学所做的贡献，掀起了20世纪上半叶法国研究针灸的浪潮，同时也影响了欧洲其他国家。苏烈注重对中国医学经典的解释，建构出一种法式医学理论体系，即重视学习中国传统的法国针灸实践，这至今仍然是法国针灸实践的基础。

　　20世纪，中国传统医学接受了现代化的改造，而苏烈作为"逆行者"，则让中医的传统重新塑造了西方医学，并引起了多个领域的变革和创新。随着中医药在西方的传播，西方人感受到了中医药惊人的疗效和便利，同时也渴望探索并掌握这门技术。但西方的生活环境、当地居民的体质等与中国有很大不同，于是西方中医药从业者不断开拓并推出了适合他们本国的中医药疗法。

一、器物的革新与发明　Innovation and invention of devices

器物方面，西方人热衷于发明与针灸相关的工具与仪器。比如苏烈，他专门找专业珠宝匠人定制的金针套组就与中国的传统针具不同，更像大头针。苏烈的金针套组共有5枚金针和4枚银针，暗含"金针补、银针泻"的功效。又比如现在广泛运用的电针。法国的一名医生在刺入皮肤的针上通电，引起肌肉收缩，由此诞生了电针，之后电针的功效被大众所认可。时至今日，国内外各大医院的针灸科室中，电针仪依旧是必不可少的仪器。

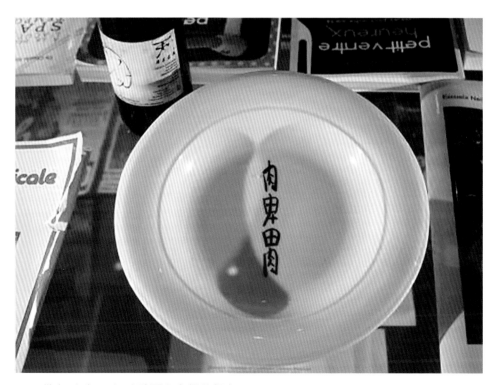

带有"肉卑田肉"（脾胃）字样的餐盘
Plate with Chinese Characters (spleen and stomach)

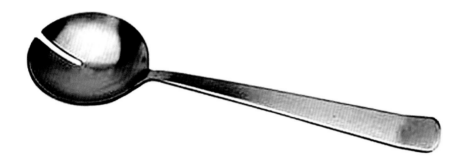

艾灸勺
Moxa spoon

除了用于治疗的器具之外，西方人还热衷于创造其他带有中医药元素的物品，如带有"肉卑田肉"（脾胃）字样的餐盘、英国人发明的测量穴位的规尺和防止艾绒烫手的勺子等。多样的发明与创造非常有利于西方人对中医药的理解、学习和运用。

二、流派的演变与发展 The evolution and development of acupuncture styles

流派方面，各类极具特色的中医药流派在西方出现与发展。以针灸为例，在众多针刺流派中颇具盛名的有五行针灸、飞龙脉法等。

五行针灸流派由华士礼（Jack Reginald Worsley，1923—2003）创立，这个在命名上充满中国味道的针灸流派事实上根植于英国本土文

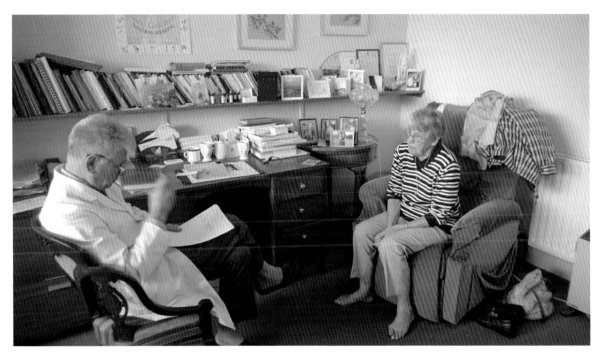

五行针灸传人雷白地正在进行诊疗（吴凯　摄）
Five element acupuncture diagnosis by Lightbody

化，将心理疗法与中医针灸治疗相结合，最后成为英国本土的特色中医
流派。该流派影响了欧美甚至是一些发展中国家。近年来，五行针灸被
广西中医药大学引进中国，其国内的学员和学科组织结构已初具规模。

　　飞龙脉法由汉默（Leon Hammer，1924—2023）医师创立。在创立
前，汉默医师曾研读各类书籍，跟着西方人和中国人学习中医，虽然存
在语言沟通障碍，但却并不影响他学习和领悟。汉默医师将自己一生对

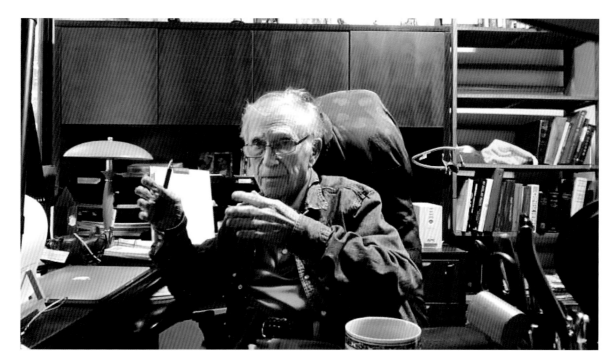

飞龙学院创始人汉默（吴凯　摄）
Leon Hammer, the founder of Dragon Rises College of Oriental medicine

中医的理解与临床感悟总结成了自成一派的脉诊方法，号称"飞龙脉法"。此外，他还创办学校、招收弟子、著书立说，对西方中医界有着巨大的影响。

　　此外，还有英国的天干地支针灸、法国的耳针和产科针灸等流派。总而言之，众多的流派结合了当地文化、立法和医学传统，为当地人民提供了更多适合他们的针灸疗法。

三、多样的教育与立法 Diverse education and legislation

随着中医药在海外越发受到欢迎，许多国家和地区都建立了各具特色的中医药院校。比如：英国的北方针灸学院（Northern College of Acupuncture）首次实现针灸、中草药和营养治疗课程的专业认证，并招收硕士；英国的国际东方医学学院（ICOM）教授天干地支等特色专业；西班牙马德里的中国医学内经学院（Escuela Neijing Madrid）提供多种与中医药相关的教育研究和丰富的实践活动；荷兰的神州中医大学（Shenzhou Open University of TCM）是经荷兰SNRO认证的传统中医药学院之一；加拿大针灸中医学院（Canadian College of Acupuncture and Traditional Chinese Medicine）是加拿大最具影响力的中医教学机构之一；等等。此类院校在西方还有很多，它们的教育通常与本国国情及当地的社会、文化紧密结合，从而更具有生命力。

同时，各个国家和地区也在不断探索与中医药相关的法律规则的制定。比如：英国伦敦地区于19世纪60年代出现过最早的针灸法令；至2021年，美国47个州以及哥伦比亚特区终于通过了针灸法，确保了中医针灸在这些地方的合法使用和发展，而中药自1994年被美国规划为膳食补充剂至今，并没有出现单独的中药法律法规；在加拿大，传统中医没有在其全国范围内受到监管，目前仅在阿尔伯塔省、魁北克省、卑诗省、安大略省、纽芬兰–拉布拉多省5个省实现了针灸立法，卑诗省和安大略省同时对中医师和针灸师进行监管，而阿尔伯塔省、魁北克省、纽芬兰–拉布拉多省只对针灸师进行管理；2000年澳大利亚维多利亚州通过中医立法、2012年全澳大利亚

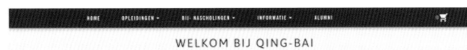

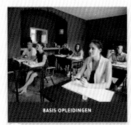 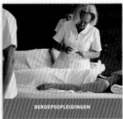 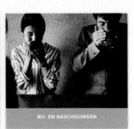

荷兰清白中医药学院官网主页

The Netherland's Qing-Bai College of Chinese Medicine home page

开始进行中医师注册等，许多事件都象征着中医药或有和西医同等的地位；2000年南非通过法律程序认可了中医师和针灸师的合法地位；荷兰虽没有中医药的专门法律，但卖家几乎只将中药卖给中医药相关人士，并且贩卖的中药会经过专门的审核与鉴定。

四、多元的创新与推广　Pluralistic innovation and promotion

　　仅仅满足于现状是远远不够的，为了适应不同的环境和患者，中医药还需大力发展和创新。例如：就中药而言，由于文化和饮食习惯的差异，多数国外患者难以接受草根、树皮、昆虫、矿石等中药，因此中药的食用方式在国外有了较大的改变。如在荷兰，中药多以粉剂或者丸剂的方式提供给病人，这有利于病人入口中药，减少苦味的折磨。在治疗方面，众多患者除了身体之外，或许还有某些心灵方面的诉求。英国五行针灸流派认为，症状可由身体、思维、意识、精神等的任何一个层面引起，因此五行针灸额外强调对病人情绪的观察与理解。当治疗结束，患者往往声泪俱下，由衷地舒一口气。

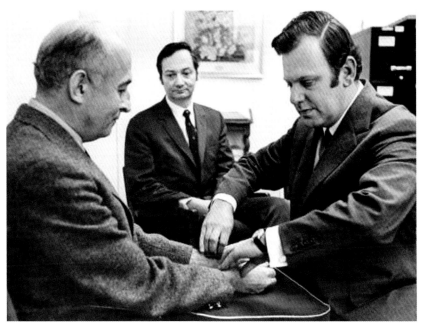

英国中医医师满福利在诊脉

Pulse diagnosis by Felix Mann in England

中医在西方的传播甚至推动了艺术的创新。英国的音乐家斐派思（Peter Firebrace）将中医和蓝调音乐相结合，创作了一系列诙谐幽默又便于记忆中医知识的蓝调音乐。美国学校和诊所的张贴栏上随处可见与中医相关的漫画，这有利于患者或者初学者适应中医这个陌生医疗方式。西班牙的中国医学内经学院将汉字"天"和风水等传统理念作为设计其校舍的灵感来源。

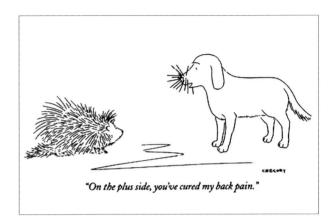

"On the plus side, you've cured my back pain."

美国学校和诊所张贴栏上的一幅漫画（"好的方面来说，你治愈了我的背痛。"）[图为爱可满（Peter Eckman）诊所提供]

American caricature poster sometimes seen in clinics or colleges of Chinese Medicine

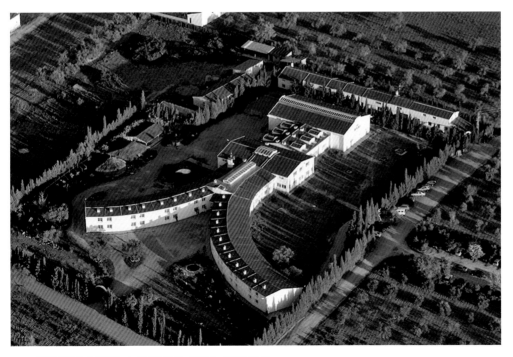

西班牙中国医学内经学院的"天"字形校舍

Spanish Escuala Neijing's "天 (tian，Heaven)"-shaped campus building

五、中医西学博物馆　Museum of Western Studies on Chinese Medicine

为研究和展示中医药在西方的交流与影响，2013年，中医西传博物馆（2017年改为中医西学博物馆）在云南中医药大学呈贡校区建成，馆内陈列有与苏烈（Soulié de Morant）、阮文议（Nguyen Van Nghi）、腊味爱（Jacques André Lavier）、满福利（Felix Mann）、满晰博（Manfred Porkert）等西方中医大家相关的文物。[①]所谓中医西学，是指中医药向西方传播、融入西方社会的过程。该馆系统展示了欧美各式中医流派的发展与现状，充分展示了西方关于中医药知识的传承与创新。

馆内的第一批藏品源于2011年旅法学者贺霆教授在巴黎拍卖行购得的一批文物，这正是法国前副领事苏烈的相关物件。后得益于苏烈后人和法国针灸界的慷慨捐助，苏烈的更多遗物跨越重洋来到该馆，成为这里的首个特色纪念廊。之后腊味爱、满福利和满晰博等西方中医药大家的相关文物也陆续入馆。此外，该馆也藏有产科针灸、天干地支针灸、五行针灸与飞龙脉法等西方中医流派的相关藏品。

中医西学博物馆作为中医药文化传播海外的一个展示窗口，陈列有众多颇有意义的文物，展示了中医药在海外发展的另一种形态，给予参观者新的感悟和思考，同时也表达了对传承与创新中医知识的西方医者的崇高敬意。

---

① 贺霆. 我国人类学民族学博物馆的视野亟需扩展：云南省中医药暨少数民族医药博物馆中医西传分馆的启示[J]. 民族论坛，2012，6（4）：106-109.

六、结语　Conclusion

虽然中医药文化走进西方国家已有数百年的历程，但直到20世纪30年代，针灸临床才被苏烈带进法国医院，之后西方的无数中医流派逐渐涌现。中医药在西方的发展曾经出现过两个黄金时期。第一个黄金时期在20世纪50年代前后，那时以苏烈为代表的针灸疗法在欧洲多国引起重视并逐步发展；第二个黄金时期在尼克松访华时期，但那时中国正处在"文化大革命"后期，改革开放也尚在萌芽，因此由我国主导的中医药国际化发展并未在这一时期得到推动。现在是中医药国际发展的第三个黄金时期。从国家提出中医药"走出去"，到屠呦呦获得诺贝尔生理学或医学奖，再到2019年的自新中国成立以来第一次以国务院名义召开的全国中医药大会，特别是新冠疫情期间中医药显现出的不可替代的治疗手段和效果，都将社会对中医药的认可度推向新高，让中医人更加自信。

如今中医药走到了世界的每一个角落，逐渐成为全世界人民都非常喜爱的医学。健康是人类共同的追求，事实证明，不仅中国人需要中医药，海外人士也需要中医药，并且外国的中医药爱好者正不断投入到对中医药的学习和研究中。以多角度的视角来看，中医药正成为解除西方后现代社会焦虑的良方以及批判理性化、工业化弊端的利器。甚至可以说，中医药对西医体系的补充，以及对西方健康理念的解放俨然超过了其发源地——中国。以苏烈为代表的西式中医成为中华文化在西方成功传播的典范。

但海外各个国家和地区在环境与文化方面有着许多的不同，如何令中医药更具包容性、更有生命力，还需要不断探索。中医文化不仅仅是中国人的财富，更是全世界人民的财富，若集世界的智慧，不断发展壮大中医药的方方面面，那么中医药将拥有更为强大的力量，也将更为自信、更有魅力地走向世界和未来。苏烈的例子告诉我们，了解中医药虽需立足本土但必须放眼世界，充分把握中医药之世界格局，方能"得其大者可以兼其小，未有学其小而能至其大者也"。